シリーズ ケアをひらく

イルカと否定神学

対話ごときでなぜ回復が起こるのか

斎藤環

医学書院

イルカと否定神学――対話ごときでなぜ回復が起こるのか　目次

III よみがえる身体

IV 逆説とコンテクスト

ブックデザイン　松田行正＋倉橋弘

I

否定神学をサルベージする

1 対話ごときでなぜ回復が起こるのか？

はじめに——哲学的疑問

フィンランド発のケアの手法・システム・思想である「オープンダイアローグ」は、この数年間でかなり広く知られるようになり、支援者からも当事者からも強い関心が寄せられています。国際学会などに参加した印象からも、日本における関心が突出して高いように思われるほどです。初期から普及啓発にかかわってきた者の一人として、この状況には大きな感謝と喜びを禁じえません。

私は臨床家として、オープンダイアローグの実践を八年間以上続けてきました。つねにフェアであろうと努力してきたことを除いては、さして傑出したものを持たない凡庸な精神科医に、オープンダイアローグは超強力なブースター（昇圧器）を与えてくれました。

支離滅裂な妄想を語りつづける精神病の患者、かつての私ならただちに「了解不能」の烙印を押して保護室に隔離していたような患者、そうした人々とも対話を繰り返しながら、薬物の力を借りずにリカバリーの方向へ歩を進めることができるようになりました。そうした治療経験の一部については、患者さんご本人の許諾を得て報告もしてきました。▼1・2

還暦目前にして臨床技術が突然向上するとは考えにくいので、こうした変化は、明らかに私の所属する治療チームとオープンダイアローグのおかげ、と考えてよいでしょう。少なくとも私たちは、オープンダイアローグの有効性はすでに確立されたものと考えています。十分なエビデンスの確立や保険適用に至るまでの道のりはまだかなり先ですが、おそらく時間の問題でしょう。

目下の私の悩みは、もはやオープンダイアローグの実践と普及の難しさ、ではありません。自分でやっていながら、いまだによくわからないことがあるのです。つまり、「**なぜ対話ごときで、精神病が治るのか**」という根本的な疑問です。

たしかに私たちは、複数の患者とともに、着実に回復の道を歩んでいます。オープンダイアローグがあれば、それができる。この点についての確信は揺るぎないものです。

しかし、「なぜか」がわからない。なぜ対話するだけで、これほどの変化が生ずるのだろう。なぜこんな「ふつうのこと」で、回復が起きてしまうのだろう。

これはあえていえば、哲学的な疑問です。対話とは何か、人が変わるとはどういうことか、そして「回復」にはいったい、どんな意味があるのか。

私のこうした疑問に対しては、ヤーコ・セイックラの著作やミハイル・バフチンの著作に、ある程度まではヒントや答えが記されています。しかし実際のところ、私はそれらの答えにまだ十分には納得していません。ここから先は、どうやら自分で考えていくしかなさそうです。

そういうわけで私は、本書でオープンダイアローグの「思想」を、可能な限り掘り下げてみようと思い至ったのです。

オープンダイアローグとその思想

まずは今さらですが、オープンダイアローグの説明をひと通り済ませておきましょう。

それは、フィンランド・西ラップランド地方のトルニオ市にあるケロプダス病院において、一九八〇年代から開発と実践が続けられてきたケアの「手法」であり、実践の「システム」であり、背景にある「思想」までを指す言葉とされています（現在、ケロプダス病院は閉院し、トルニオに隣接するケミ市の総合病院の一部、「精神医療ハウス」に移行しています）。

もともとオープンダイアローグは、主に急性期の統合失調症患者に対する統合的アプローチとして開発されてきました。従来、統合失調症の治療、とりわけ急性期においては薬物治療や入院治療が必須と考えられていましたが、ケロプダス病院では、オープンダイアローグの導入後、薬物も入院も最小限度にとどめることが可能となりました。そればかりか、再発率の低下、社会復帰率の上昇など、きわめて良好な治療成績を上げており、エビデンスも確立されつつあります。

現場での実践は、たとえば以下のような形になります。

・スタッフは、クライアントやその家族から電話などで依頼を受けたら、二四時間以内に治療チームを結成し、クライアントの自宅を訪問します。
・本人や家族、友人知人らの関係者（「ネットワーク」）が車座になって「開かれた対話」を行います。
・ミーティングは、クライアントの状態が改善するまで、ほぼ毎日のように続けられる場合もあります。
・オープンダイアローグの中核にあるのはこうしたアウトリーチ型のサービスですが、外来診療や、ときには入院病棟などでなされる場合も少なくありません。

オープンダイアローグの有効性を理解するうえで役に立つ思想としては、ミハイル・バフチンの「ポリフォニー」を筆頭に、ポストモダン思想としての社会構成主義、リフレクティング・プロセス、ナラティブ・アプローチ、家族システム理論、最近のものとしては哲学者・國分功一郎の「中動態」の思想などがあげられます。

本書での私のもくろみの一つは、こうした思想の系譜のなかに、新たに「否定神学」を追加しようというものです。いきなり否定神学とか言われても、なんだかよくわからないと思いますが、それについてはおいおい説明します。

「ポリフォニー」の余白に

私が否定神学の必要性を痛感するようになったのは、オープンダイアローグについてのある種の誤解が原因です。簡単にいえば、それが参加者の主体を溶融させる「つながりによるケア」である、とする見方のことです。

これはたとえば、諸星大二郎の漫画『生物都市』(一九七四年)や庵野秀明のアニメ映画『新世紀エヴァンゲリオン劇場版 Ａｉｒ／まごころを、君に』(一九九七年)に見るような、個人の心身が溶け合って集団と一体化するといった多幸的なイメージです。

そういった一体感は、ときに個人を恍惚とさせ、意識を変性させるほどの体験になりうるため、しばしばカルト集団などが「洗脳」に応用しがちです。カルトのイニシエーションを経験した人は、しばしば「風景が新鮮に見える」「すべての経験に意味がある」「参加者みんなが愛おしい」などと口にしますが、そういうのが私の考える「ヤバい一体感」の徴候です。

私がオープンダイアローグを信頼する理由の一つが、集団力動を活用しながらも、この手の一体感とは無縁の実践であるという点でした。対話実践のプロセスは、いわば「**みんなのなかで一人でいられる**」時間でもあります。なぜそんなことが可能になるのか。

オープンダイアローグにおけるもっとも重要な原理の一つが「ポリフォニー」(多声性)です。ポリフォニーの対義語は一般的にはモノフォニーですが、そればかりではありません。ポリフォニーを強調することの意義は、**それがハーモニーやシンフォニーではない**、ということを指摘するためでもあります。

先に述べた一体感は、せいぜいハーモニー（調和）止まりです。多声性は、たんなる調和や一体感とは異なります。たしかに調和や一体感で癒やされる人も少なくないでしょう。しかし私はひねくれているせいか、自然発生的な一体感にすら、同調圧力にも似た「居心地の悪さ」を感じます。そうした空気に染まりにくい自分が、まるでその場から排除されているように感じてしまうのです。

ここで重要なのは「余白」です。

ポリフォニーには余白がありますが、ハーモニーには余白がありません（音楽理論としては「余白のあるハーモニー」や「余白のないポリフォニー」が存在するとのことですが、ここでは一種の比喩としてご理解ください）。もし異質な音が鳴れば、ハーモニーのなかではノイズにしかなりませんが、ポリフォニーにはどんなミスタッチとも共存可能な余白があります。

重要なことは、**こうした余白があって初めて、個人は主体的に振る舞うことが可能になる**、ということなのです。オープンダイアローグには通常の意味での「目的」や「ゴール」はなく、ただ「対話の継続」が目指されるのですが、結果的にはそれが治癒や改善につながります。そこにこそ、ポリフォニーがうながす主体化の作用が見てとれるように思います。

正直にいえば、ポリフォニーの真の意味を、私はまだ十分にわかったということはできません。まぎれもなく重要な概念なのですが、それがどんな状態でなぜ有効なのか、自分の身体を通して理解できたという実感が持てずにいます。

一つだけいえることは、後でうまくいったと感じられるミーティングほど、その最中の印象は混沌としているということです。少なくとも「すっきりした結論が出た」と感じられる後味のよいミーティングが、それに見合ったよい帰結をもたらしたという実感はあまりなく、多少なりとも「もやもや」や「不安」が残るほうがいいように思われるのです。

「主体性」の回復が最重要

会話（カンバセーション）は合意を目指すが、対話（ダイアローグ）は違いを掘り下げる。相互の違いを理解し受け容れることが対話である――。よくそのように言われますし、事実その通りなのです。

調和した声を響かせるのではなく、異質な声が共存する状態を尊重する。「調和」は多かれ少なかれ個々の声を匿名化しますが、多声性はいくつもの固有の声が融合せずに「在る」。目的も意図もなしに、そこにただ複数の声が「在る」だけでよいのです。そうすることでクライアントの主体性が回復され、自発的な決断が導かれる。

いや「導かれる」は違いますね。どちらかといえば、**もともと存在した主体性が再発見される**、という感じでしょうか。

「主体性」などといえば、古くさい政治用語と感じる人もいるかもしれません。私もそう考えていた時期がありました。たとえば後述する精神分析家、ジャック・ラカンは、主体を一つの欠如態として明確に位置づけています。要するに「主体など存在しない」と言い切ったわけで、ここにラカンの「ポストモダニスト」としての顔があります。思想としてのポストモダンは、「主体」「実存」「人間」といった鈍重な概念装置から軽快に身をかわすところに真骨頂があったわけですから。

しかし、ひとたび臨床に身を置くなら、やはり主体性は無視できない。現在の私は、**治療においで主体性の回復こそが最重要課題の一つである**と考えるに至っています。自発性も、欲望も、意思決定も、主体性なくしてはあり得ないわけですから。ならば、どうすれば「主体性」を引き出せるのか。

ここに一つの逆説があります。

——能動的な他者（治療者）によって、受動的な患者から主体性を〝引き出す〟ことは可能なのか。

——可能であるとして、引き出された主体性は、本当に主体性と呼べるのか。

——主体性とはそもそも、それこそ中動態的に「生ずる」「生まれる」ものではなかったか。

オープンダイアローグの実践をしていて気づかされるのは、その原則において**治療者側の「能動性」が、非常に注意深く制御されている**ことです。

もちろん皆無というわけではありません。傾聴（受動）したら反応（能動）し、ときに共感を表出（能動）することが推奨されています。ただ、直接の説得やアドバイスはタブーに近く、アドバイスめいた発言は、基本的にリフレクティングという形式でなされます。患者や家族の目の前で治療者同士が会話し、それを聞いてもらうのです。これはアドバイスという能動性を囲い込み、それを患者に観察してもらうという受動的場面に変換する工夫としてもよくできています。

つまるところオープンダイアローグは、患者の「尊厳」「自由」「権利」を徹底して尊重するという点において能動的である、と私は考えています。これは患者の個人としての「統合性」を尊重することに通じるのですが、おそらくここに「主体性」回復のヒントがあると考えています。

逆説だらけのオープンダイアローグ

これはエビデンスにもとづく方針というよりは、むしろ倫理的指針です。オープンダイアローグの画期的なところは、その実践を通じて「**倫理的であることは治療的である**」ことを初めてはっきりと示し得た手法・思想である点だったと考えています。高度な倫理性のもとで患者は主体性をみずから回復し、意思決定へと進んでいくのです。

不思議なことに、主体的に導かれた決定は、結果的にベストな選択になっていることが多い。これは結局、主体性がどのようにして構成されるかを考えれば、ある意味当然の帰結でもあります。主体そのものが社会構成主義的、すなわち言語とコミュニケーションによって構成されたものという位置づけを持つからです。

言い換えるなら、これは個の確立、すなわち主体化もまた集団的な現象であり、個人の欲望も他者に由来する現象であることを意味しています。「あるがままの個」はしばしば称揚されますが、その土台は「あるがままのネットワーク（人間関係）」でもあるのです。

ここまでの文章で、私はすでにいくつもの逆説を記しています（ここで逆説とは、一般常識や論理的推論とは反する形で言い表される真理、を指しています）。

・ハーモニーは不要
・一体感も不要
・複数の声が共存してこそ個の主体性が回復される
・ただ「在る」だけで変化が生じる
・治療者が能動性を控えればクライアントの主体化が起きる
・主体化は集団現象である、等々。

いずれもすでにオープンダイアローグを実践されている方であれば、それほど違和感なく受け止めていただけることだと思います。オープンダイアローグの実践には、こうした逆説がいたるところに見てとれます。なかでも究極の逆説は「**改善や治癒を目指してはいけない**」でしょう。

真理はしばしば逆説の顔をしていますが、オープンダイアローグは私が知る限り、もっとも逆説的な「手法」であり「思想」といっても過言ではありません。

オープンダイアローグと精神分析の関係は?

じつは私は、かつて精神分析家ジャック・ラカンの理論に熱中した時期があり、ラカンの入門書を書いたこともあります。人間の心に関する理論としては、もっとも精緻に構築されたものの一つであると、今でもそう考えています。

ただ、ラカン理論の臨床への応用はかなり難しい。事例集などを読んでみても、目覚ましい治療成績とはほど遠い印象があります。後でも述べますが、ラカン自身の臨床も、率直にいえば理論ほどのキレはありません。忌憚《きたん》のない感想を述べるなら、臨床家としてはちょっとどうかという印象すら持っています。

そうした経緯から私は、ラカン理論の臨床応用については、きれいさっぱり見切りをつけてしまいました。とはいえ、多くのラカン派精神科医がそうなるように、一気に転向してアンチになるほど器用でもありません。ある種の病理現象や集団現象を分析する際には、並の社会学者以上に鋭利な切れ味を今なお維持しているとも考えています。だから社会分析や批評を書く際には、今でもラカンをよく参照します。私にとって、それは矛盾ではありません。

唐突にこんな話をはじめたのは、精神分析からオープンダイアローグへ、という私の遍歴を語りたいからではありません。そもそもオープンダイアローグのルーツの一つに、精神分析があることはよく知られています。ただ奇妙なことに、オープンダイアローグを技法としてみると、精神分析に由来する要素はほとんど見当たりません。むしろ、**あえて精神分析的な手法を**

念入りに排除しているようにすら見えます。この点についてものちに詳しく説明します。

ならば、オープンダイアローグは精神分析の逆を行くことで、その有効性を高めていったのでしょうか？　そういう側面はたしかにあります。

しかし、精神分析的視点は本当に不要なのでしょうか？

私がラカン理論から学んできたことは、オープンダイアローグの有効性の前ではガラクタも同然と考えるべきなのでしょうか？

それはそれで極論に過ぎると思います。ラカン理論は近年、まさに「否定神学」として批判を受けることが多く、日本の思想界では人気がありません。しかし私は、むしろラカン理論の可能性の中心は、まさにその否定神学性にあると考えています。

本書の最初のもくろみは、「オープンダイアローグの否定神学性」を詳しく検討し、その積極的な意義を確立することです。

ややこしい話がしばらく続くと思いますが、しばらくおつきあいいただければ幸いです。

2
「無意識」の協働作業

肝心なことは、言えない

本書のキーワードの一つが「否定神学」です。決してわかりやすいとはいえない言葉ですが、できるだけ嚙み砕いて説明してみます。さしあたり私の経験からいえることは、否定神学的な思考法は、知性のブースターないしレバレッジ（てこ）のようなツールになる、ということです。

口はばったいことをいうようですが、私は精神分析を経由してこの思考法を身につけたおかげで、専門外のさまざまな領域についても分析したり批評したりすることができるようになりました。もちろん臨床にも応用が効きます。それを使いこなすかどうかは別として、本書ではそういう考え方——あるいは、そういう考え方をする人——がこの世界には数多く存在するのだ、という事実を知っていただきたいと思っています。

人間は、いちばん言いたいことは言わない。あるいは、言えない。

これが、おそらくもっとも簡単な「否定神学」の説明です。「星の王子さま」風に「肝心なことは、目に見えない」とか、あるいは「書かれなかったことに、真実がある」などといってもいい。それがつねに正しいとは言わないまでも、そのような形でしか語れない真実というものがある。人間の心はそういう構造を持っている。

こうした構造を、このうえなく、ときには過剰なまでに、精密に解き明かそうとしたのが、「精神分析」という営みでした。とりわけフロイトからラカンに至る系譜は、徹底してこの方向性を極めた理論といってもいいでしょう。

フロイトと精神分析

精神分析を創始したジークムント・フロイト（一八五六－一九三九年）は、人間の心をはじめて構造的に解き明かそうとした人です。もちろん「心の理論」はそれまでにもありましたが、そのほとんどは、人間の欲望と行動を単純な——動物的な——因果関係で考えるか、脳の中の小人（ホムンクルス）的なモデルを考えるか、しかありませんでした。

フロイトの描いてみせた精神分析的人間像は、当時としてはとんでもなく異様なものでした。

自分が何を欲しがっているかを知らず、自らの欲望は夢とか失錯行為（言い間違いなど）でしか表現できず、つねに性欲に心をかき乱されていて、心の底では母を犯して父を殺したいと願っている（エディプス・コンプレックス）、そんなえげつない人間像。

そんな理論が一世紀以上も一定の支持を集め、影響力を維持しつづけてきたわけです。もちろんこの間に、精神分析は何度も批判され、否定されつづけてきました。しかしそれでも、私たちはこの思考法を捨て去ることはできませんでした。

ちなみに、イギリスの高名な心理学者ハンス・アイゼンクは精神分析批判の急先鋒としても知られていますが、近年その論文データの捏造・改竄《かいざん》疑惑が指摘され、多くが撤回されるスキャンダルとなっています。

コカインを治療に使おうとしたフロイト、クライアントを愛人にしていたユングなど、精神分析そのものにも周辺にもこの手のスキャンダルはつきものですが、そうした「いかがわしさ」こそが精神分析を延命させてきた、といえるかもしれません。堂々と学問としての正統性を主張できないがゆえに延命しつづけるというこの構図にも、否定神学的な要素が見てとれるように思います。

後でも触れますが、**本書でいうところの「否定神学」とは、もともとは主にラカン派の精神分析に対して向けられた、批判的なニュアンスの言葉でした。**

精神分析家のジャック・ラカンは、フロイトの正統な後継者を自称したことで知られていますが、実際にはフロイトの理論に潜在していた否定神学的な構造を極限まで先鋭化したような独自理論の提唱者でもありました。

ラカンの言説はきわめて難解でありながら、人間の欲望のありようを鋭く切り取るツールとしての使い勝手は比類ないものがあることから、臨床よりも思想的な文脈で高い評価を受けてきました。ただ、精神分析のツールとしての強力さが一種の権威として扱われるようになり、それに対する反発や批判も出てきました。

このあたりの経緯についてはのちほどあらためて詳しく検証します。こうしたなかでラカン理論の否定神学性も俎上《そじょう》に載せられるようになったわけですが、先述したように、その構造自体はもともとフロイトの理論のなかにもあったものです。

まずはこの点について、基本的なところを押さえておきましょう。

「われ思う」ところに「われ」はない――無意識の発見

フロイトはもちろん精神分析の創始者として知られていますが、現代の平均的な臨床家にとって精神分析は、基礎教養の一部ではあっても、もはやアクチュアルな技法とはいえません。患者さんの話を聞く際に、精神分析的なフレームの助けを借りることはありえますが、「カウチ（＝ソファ）で自由連想」のような古典的フォーマットはほぼ廃《すた》れたと考えてよいでしょう。

ちなみに自由連想などを用いる「標準型精神分析療法」は、今でも公的医療保険が適用されています。現在、精神療法の手法としてどのくらい使われているのか、レセプトのビッグデータ解析をしてみるのもおもしろいかもしれません。

さて、フロイトは現代の心理学を基礎づけるような多くの概念を「発明」しました。なかでも、もっとも有名なものが「無意識」でしょう。

フロイトは論文「精神分析に関わるある困難」で、自身の創始した精神分析を、人類の普遍的ナルシシズムを打ち砕く第三の心理学的侮辱としています[▼1]。ちなみに第一はコペルニクスの地動説による宇宙論的侮辱、第二はダーウィンの進化論による生物学的侮辱ということになります。いずれも**「人間」やその世界を中心と考える自己愛的な発想を著しく傷つけた**、という意味です。

「侮辱」などと表現していますが、フロイトはあきらかに自身の発見を、地動説や進化論に並ぶパラダイムシフトに位置づけているわけです。まあ実際、そのくらいのインパクトはありましたから、あながち誇大な表現とは思いませんが。

現代人にとってはおなじみの言葉である「無意識」の発見が、なぜ自己愛を傷つけるの？という素朴な疑問もあるでしょう。

哲学者デカルトの有名な言葉「われ思う、ゆえにわれあり」はご存じですね。この言葉が象徴するように、自意識と「自分という存在」を同一視する考え方がかつては当然だったわけです。人々はそれまで「自分のことは自分がいちばんよく知っている」と考えていました（今でもそういう人は少なくありません）。自分の過去も、欲望も、動機も、自意識のもとで明晰に自覚できると考えていたわけです。

ところがフロイトはそうした自己愛的な考え方を真っ向から打ち砕いてしまいました。人間のほんとうの「主」は無意識であり、記憶も欲望もアイディアもすべて無意識にある。人間の自意識は、そのごく一部を理解することしかできない。

これはすなわち、**「われ思う」ところに「われ」はない**、ということになりますね。フロイトの時代、このアイディアは現代では想像もつかないような衝撃とともに受け止められたことでしょう。

自分が自分の主ではないなんて、信じられない。そう考える人たちは、精神分析に激しく反発しました。地動説や進化論が激しい批判を浴びたように。キリスト教の影響がいまなお大きいアメリカでは、現在も人口の半数近い人々が進化論を否定し創造説を信じています。さすがに地動説を否定する人はいないかと思いきや、「地球平面協会 The Flat Earth Society」なる団体が、弱小ながら今も活動を続けているようです。

人間中心主義的な発想は、これほど根強いのです。精神分析については、かつてほど万能視されなくなったせいか、昔ほど叩かれなくはなったようですが、現在流行中の脳科学やアドラー心理学は、形を変えた精神分析批判ともいえるでしょう。

脳科学は「欲望」を語れない

脳科学についても、脱線めきますがちょっとだけ触れておきましょう。

端的に事実のみ述べるなら、現代の脳科学の水準では、人間の心理や社会的行動を直接に説明することはまだできません。動物実験などから得られたさまざまな仮説を援用して、人間についてもこうであろうという仮説を並べているのが現状です。もしくは心理学の知見をつなぎ合わせて、脳科学的にはこう説明できる、とするか。現在の脳科学ブームは、九〇年代に自分探しツールとして隆盛を誇った心理学ブームが、脳科学と看板を付け替えただけのように私には見えています。

脳科学には科学としての限界があると同時に、記述の方法としても限界があると思います。強迫症状を説明するのに、脳科学的にはたとえば「尾状核の異常がこうした症状をもたらす」といった説明をします。つまり、「脳にAという現象が生じているから、Bという現象が生じている」という因果関係で説明します。症状についてはこうした説明でもいいかもしれません。

しかし「欲望」はどうでしょうか。

精神分析では、人間には「欲求」と「欲望」があるとされます。欲求は食欲や性欲、睡眠欲などの生理的な満足を求める傾向を意味しており、これに対して物欲や名誉欲など、より社会的・文化的なものを求める傾向は「欲望」とされます。

ところが脳科学的には、欲求と欲望は区別ができません。欲求については動物実験が可能ですが、欲望についてはそれが不可能だからです。動物にも人間にも存在する欲求については実験的に解明できても、人間に固有で個人差の大きい欲望については、たとえ人体実験が可能であったとしても、その結果を一般化することはできません。

さらに厄介なのは「トラウマ」です。トラウマ的な経験をすると、それと同じ経験を繰り返してしまうことがあります。フラッシュバックや悪夢、あるいは自傷行為の繰り返しや、自分を傷つけそうな人を繰り返しパートナーに選ぶ、などの傾向もこれに当たります。精神分析では「反復強迫」と呼ばれる現象です。

この現象は、動物では見られません。ある状況下でひどい目にあった動物は、その状況を避けるようになります。苦痛を経験したら繰り返すまいとするのが当然ですが、人間は必ずしもそうではない。それこそ無意識にその苦痛を繰り返してしまうことになる。

それが正しいかどうかはともかく、精神分析はこうしたトラウマの奇妙な性質についても説明や解釈が可能です。いやむしろ、このような**逆説的な心的現象を説明するために進化してきたのが精神分析です**。

脳科学には、こうした逆説を扱うことができません。心的構造の逆説に接近するための精神分析の発想が、否定神学と呼ばれるのは当然ともいえるでしょう。「神は死んだ、だからこそ神を信じる」といった逆説を解釈するうえで、精神分析以上のツールはまだ存在しないからです。

夢と失錯行為

話が少し前後してしまいました。

精神分析の大前提は、人間の心の構造には「無意識」があるということ。人間の欲望やトラウマ、あるいは行動や症状などについては、意識だけに注目していては説明できず、無意識の構造を想定してはじめて説明が可能になる。精神分析はそう考えます。

フロイトの著作中でも名著として名高い『夢分析』[2・3]は、人間の無意識生活の豊かさを余すところなく描写しています。これが弟子筋のユングになると、無意識はアニマやアニムス、あるいはさまざまな〝元型〟が棲息するダンジョン（地下迷宮）めいた世界になりますが、こちらはどうしてもホムンクルス（「中の人」）っぽい説明になるので、神秘主義化されやすい。

フロイトは精神分析を科学として構築しようとしていましたから、とにかく構造的に語ろうとします。夢分析にしても、夢の内容を聞いてその人の心理状況を言い当てるような「占い」的な方法ではなく、夢の内容を話してもらい、そこからさらに連想を広げてもらうというやり方で無意識にアプローチする手法を用いています。

ほかにも「無意識」の影響を示唆する現象に「失錯行為」があります。

私たちは日常生活のなかで、ある特定の単語を何度もど忘れしたり、別の単語と繰り返し間違えたり、ついうっかり逆のことを言ったりすることがあります。『日常生活の精神病理学』[4]でフロイトは、国会の議長が議会の開会に際して、うっかり「閉会」を宣言して周囲の失笑を買うというエピソードを紹介しています。この事例についてフロイトは、くだらない会議を閉会したいという議長の本音があらわれたものと解釈します。要するに失錯行為を、無意識に抑圧されている欲望の表現と位置づけているわけですね。

もっともフロイトは、失錯行為から無意識の欲望を言い当てることにのみ関心があったわけではなく、無意識に抑圧された欲望の葛藤が失錯行為を起こすという現象から、葛藤の構造にアプローチすることへの強い関心があったと考えられます。

ちなみに、自分の言い間違いを失錯行為として解釈されるのは結構イラッとくるものです。

分析かぶれの人はこの反発を「真実を言い当てられたから否認しているだけ」とさらに解釈したりしますが、頼まれてもいないのに他人の内面を解釈するのは、たんなる不作法でしかありません。オープンダイアローグなどの対話実践で「解釈」が基本的に禁止されているのは、解釈がクライアントの不安をかき立てるため、とされているのもうなずけます。

「無意識」に接近する方法

ともあれフロイトは、夢や失錯行為を無意識のあらわれとして解釈し、無意識にアプローチするための体系的な方法論として、精神分析を開発していきます。

この方法論をひとことでいえば、彼の有名なテーゼ「エスあるところにエゴ（自我）あらしめよ」[5]となります。いろいろな解釈がありますが、ここでは無意識の欲動を理性的な自我でコントロールできるようになろう、くらいの理解で十分です。そのコントロールのためには、無意識を理解する必要があります。

その手法としていちばんよく知られているのが**自由連想**です。定型的にはクライアントがカウチに寝そべり、分析家はその背後に座って、クライアントの頭に思い浮かんだことを自由に話すように伝えます。この間、分析家は自分の意見は差し挟まずに、クライアントが連想のままに話す言葉に耳を傾けます。

連想のままに単語を並べていくと、自分でも意外なところで言葉につまったり、連想が滞ったりすることがあります。このとき意識的思考は無意識を検閲していて、不快な感情（親への憎しみなど）が浮上しそうになるのを防いでいるわけです。これを**抵抗**と呼びます。

分析家は、たとえばそうした抵抗を検討することで無意識の欲望を解明し、それを**解釈**としてクライアントに伝え、無意識の自覚をうながします。ただしこれは、分析家がコンピュータのように、一方的に患者の無意識を分析解明してみせる、という意味ではありません。何が重要な問題であるかを察知するのは、分析家の無意識とされています。つまり精神分析とは、必ずしも知的で意識的な営みではなく、「クライアントと分析家の無意識の相互作用」という過程を含んでいるのです。

「転移」というキーワード

無意識の相互作用という点でもっとも重要な概念は**転移**でしょう。これは、精神分析の過程において、クライアントが分析家に対して抱く強い情動を指す言葉です。一般には、主治医を好きになってしまうという転移性恋愛が有名ですね。

精神分析的には、この感情は「過去の対象関係の反復」とされています。どういうことでしょうか。

転移感情は、しばしばクライアントの幼少のころの重要な人物、特に父親や母親に対する感情が分析家に向けられ、再現されたものであることが多いのです。幼少期における対人関係の表象が無意識的な原版となって、その後の対人関係においても、まるでその原板をコピーしたような対人関係を繰り返してしまう。たとえば無意識的な母親像が分析家に投影され、分析家に対して母性的な愛情を求めるようなことが起こります。

精神分析において、転移は必須のものとされています。転移こそは分析が核心に近づいている証《あかし》であり、これを解釈して克服できれば、治療は格段に進展すると考えられているからです。

ただし、分析家が転移を解釈しようとすると、患者はそれに抵抗することがしばしばあります。解釈が真実をついていたとしても、それを素直に受け入れられず、分析家に対して反抗的な態度を示したりします。分析家はこの抵抗に対しても解釈を投げかけることを繰り返し、患者との協働作業のなかで少しずつ無意識の真実に接近しようと試みます。この作業を**徹底操作**と呼びます。

対話実践との決定的な違い

じつはこのあたりの作業こそが、オープンダイアローグなどの対話実践ともっとも異なるところです。

対話実践では、先述した通り、解釈は好ましくないとされています。自由に話すことは推奨されますが、連想のままにではなく「あなたにとって重要なこと」がつねにテーマになりますし、一方的に傾聴するのではなく、治療チームが対話的に応答していきます。

いちばん異なるのは転移の扱いです。**治療チームによる対話実践においては、典型的な転移はほぼ生じません**。

私見では転移の成立には「密室」と「ヒエラルキー（上下関係）」が必須ですが、いずれも対話実践では排除されているためでしょう。解釈も転移もありませんから、抵抗もその徹底操作も必要ありません。これは対話実践が、クライアントの安全と安心を第一に考えるためでもあります。

私が「転移」という概念に警戒的なのは、あえてクライアントの感情に揺さぶりを掛けて本音を言わせる、といった人為的な仕掛けをそこに見てしまうためかもしれません。無意識の相互作用といえども、そこには仕掛ける側と仕掛けられる側という非対称性があるのではないか。こうした非対称性をなくすところから、対話実践ははじまっています。たぶんこの点が、精神分析との最大の違いではないでしょうか。

なにか〝分析ディス〟みたいになってきましたが、ここでもう一度、精神分析がオープンダイアローグの基盤を支える思想でもある、という事実を思い出しておきましょう。方法論としては対照的なところを含みますが、いずれもクライアントと治療者の「無意識を活用した協働作業」である点において共通しています。

まさにここにおいて、精神分析と対話実践を架橋する「否定神学」の機能が見出されるのではないでしょうか。

3　ジャック・ラカンの精神分析

「欠如」によって人間を基礎づける

ここからしばらくは、精神分析家ジャック・ラカン（一九〇一－八一年）の精神分析理論について検討してみようと思います。

とはいえ、その難解で膨大な理論を簡単に解説するのは不可能に近いです。本書では、ラカン理論の全体像を示すことが目的ではなく、「なぜ彼の理論が〝否定神学〟と呼ばれるのか」が、さしあたってのテーマとなります。わかりやすさを優先したので、訓詁《くんこ》学的にはやや不正確な点もあるかとは思いますが、ご容赦願います。

端的にいえば、**ラカン理論とは「欠如の理論」です**。

たとえば彼は、人間の成り立ちにおいて、決定的な欠如、すなわち「去勢」を重視していま
す[▼1]。去勢というのはペニスを取り除くことですが、これは人間の発達において象徴的な意味を持っている、とラカンは考えたわけですね。どういうことでしょうか。

エディプス・コンプレックスという言葉はご存じの方も多いかもしれません。前章で取り上げたフロイトは、みずからの母親への愛情と父親への嫉妬に気づき、その感情がすべての幼児に共通のものではないかと考えました。また、すべての個人はこの段階を経験するが、のちに忘れてしまう、とも。

子どもと両親がかたち作るこの三角関係を、フロイトはソフォクレスの悲劇「オイディプス王」になぞらえ、エディプス（＝オイディプス）・コンプレックスと命名しました。

数奇なめぐり合わせから、みずからの父親を三叉路で殺害し、さらにみずからの母親と結婚して子をなしたオイディプス。預言者の言葉から真実を知った彼は、自害した母親の金のブローチで両眼を突いて盲目となり、流浪の旅に出ます。

この物語はフロイトによって、精神分析の起源にかかわる神話として生まれ変わりました。要するに、子どもは母親と寝て父親を殺したいという根源的な欲望を持っている、ということになります。

ラカンは、エディプス・コンプレックスにはあまり言及していませんが、この構図はそのまま受け入れ、発展させました。子どもが母親に対して抱いている近親姦的な願望は、母親の万能を信ずることに通じます。こうした母親存在は象徴的に「ファリック・マザー（ペニスを

持った母親）」などと呼ばれることがあります。この、密室的で近親相姦的な空間を破壊しにやって来る存在があります。そう、父親です。

父親の存在に接することで、子どもは大きなショックを受けます。まず子どもは、母親には父親のようなペニスがないことを発見します。ペニスの欠如は、母親が万能ではないことを意味します。不安になった子どもは、母親に欠けているペニスの代わりに、自分自身が母親のペニスになろうとします。

これももちろん幻想ですが、長くは続きません。なぜなら、母親が本当は別のものを欲していることがわかってしまうからです。それが「父親のペニス」というわけです。

このあたりの記述は、すべて一種の「神話」として理解してほしいのですが、それでも眉唾と思った方も多いことでしょう。その感想は否定しません。ペニスという器官を偏重する精神分析の発想は、しばしばフェミニズムなどから批判されてきました。エディプス・コンプレックスにしても、「女の子はどうなるんだ」という当然の批判があります。もちろんフロイトは「女の子」バージョンも考えてはいたのですが、私にはいささか思弁的すぎるように思えるので、ここでは紹介しません。

ただ、こういうアイディアがさらに一〇〇年のあいだ、持ちこたえることはさすがに難しい気がします。ここでは、**ラカン理論がいかに「欠如」によって人間を基礎づけようとしてきたか**、そのあたりを理解していただければ十分です。

あきらめ（去勢）から代理物（言葉）へ

話を戻します。「万能なはずの母にペニスがない！　自分もその代わりになれない！」、そう気づいた子どもは、父親のペニスの代理物を「持つ」ことで、母親（＝世界）と自分とのあいだに生まれた絶望的なギャップを埋めようとします。

ここに至って、はじめて**代理物、すなわち「象徴」が必要となります**。子どもはペニスの象徴（＝ファルス）を作り出すことで、母親（＝世界）におけるペニスの欠損を埋め合わせようとします。これは、ペニスの実在性をあきらめて、その模造品で満足しようという、大きな方向転換を意味しています。

この身振りは、人間の欲望のあり方に決定的な影響をもたらすでしょう。存在そのものの所有はあきらめるかわり、代理物（象徴）を際限なく求める、というふうに。たとえば「お金」はその典型例でしょう。それ自体は大した価値はないのに、ほとんどあらゆる価値を代理できるのですから。

先に述べた「去勢」というのは、この「あきらめ」のことと考えてください。ラカン理論においては、このエディプス期における「去勢」こそが、人間になるための最初の重要な通過点とされています。ここをくぐり抜けることで、子どもは言語を語る存在、すなわちラカン的な意味での「人間」となるからです。

このとき、ファルスこそは、あらゆる言語（＝シニフィアン）の根源に置かれた特権的な象徴となります。**存在を象徴に置き換えるという言語の機能**は、ファルスの獲得からはじまっているからです。

起源としての去勢

ラカン理論において、言語は人間存在の基底をなすほど重要なものですが、その「起源」として去勢が想定されていることには、重要な意味があります。つまり人間の存在論を語る際には、性差（ペニスの有無）が根源的な意味を持つことになるからです。

セクシュアリティが人間存在において決定的に重要であることは、昨今のＬＧＢＴＱ＋運動などをみても理解しやすいでしょう。性の解放が進んだといいながらも、性的に行動的な女性は、いまだに「ビッチ」扱いを受けますし、処女信仰も健在です。功成り名遂げた男性がセックススキャンダルでつまずくこともめずらしくありません。草食系の若者が増えたとはいえ、性はいまだに人間を強くドライブし、また愚かにもする要因なのです。

ラカンによれば、**去勢の受け入れは欠如をもたらし、人間の欲望は、この欠如によって確立される**、ということになります。また去勢は、人間の欲望を「調整している」とも述べています。これは、「去勢のされ方にはさまざまなスタイルがあり、そのスタイルごとに欲望のありようが変わる」というほどの意味です。

ラカンの生きた時代は、おそらく同性愛者が「倒錯」と呼ばれた最後の時代と思われますが、ラカンは、倒錯者は異性愛者とは欲望の構造が異なるとみなしていました。もっとも現代ではこうした議論はナンセンスであり、去勢理論も大幅なアップデートが必要となるかもしれません。

ここまでの流れはよいでしょうか？　ちょっと整理しておきましょう。

子どもはエディプス・コンプレックス（パパ・ママ・ボクの三角関係）を経て、「万能の母」の去勢を経験し、父のようなペニスを持つことも断念して、それを代理する象徴である「ファルス」を獲得します。この経験によって、子どもは言葉を「語る存在」になるということです。

ラカン理論では現実界・象徴界・想像界という区分も有名です。ごく簡単にいえば、象徴界は言語システムの領域で、想像界は視覚イメージの領域、現実界は見ることも語ることも不可能な領域、となりますが、このあたりについては、今は詳しくは述べません。

ここで重要なのは**言語システムとしての象徴界**です。

言葉の力で不在に耐える

象徴界の成立については、ラカンはフロイトの論文「快感原則の彼岸」[2]を引きつつ、詳細に検討しています。この論文で、フロイトは孫のエルンスト（一歳半）の糸巻き遊びの観察を紹介しています。

エルンストは糸巻きをベッド越しに投げ、糸巻きが姿を消すと「オー（fort＝いない）」と叫びます。そして今度は、紐を引っ張って糸巻きを手元にたぐり寄せ、「ダー（da＝いた）」といいます。フロイトは孫の「いない－いた」遊びを、家に不在がちだったエルンストの母親と関連づけました。つまり糸巻きは母親であり、母親の「いない」と「いた」を能動的な遊戯とすることで、不快に満ちたこの経験（母の不在）をあえて繰り返し、母の不在に耐えようとしているとフロイトは考えたのです。

しかしラカン理論においては、このfort－daの遊戯の意味がさらに重要なものとなります。子どもは遊戯のなかで「ものの殺害」を実現しつつ、象徴界に参入する、ということになるからです。つまり、母親の不在を、欠如の記号、すなわちシニフィアンという痕跡《しるし》に置き換え、「不在」と「現前」の統合をはかろうとするわけです。

子どもはそうすることで、（母の）不在のもたらす不安を、さしあたり持ちこたえることが可能になります。「ものの殺害」というのは、欠如をシニフィアンの力によって、概念のレベルまで引き上げることを意味します。**要するに象徴的なものとは、失われた愛の対象、欲望の対象、すなわち欠如にほかならないのです**。その意味で言語システムとしての「象徴界」は、欠如のうえに成り立っているシステム、ということもできます。

「fort－da遊び」は、まさしく象徴的な例ですが、すべての子どもはさまざまな場面で、母に限らず自分にとって重要な対象の「現前－不在」を繰り返し経験します。幼児にとっては目の前にいない存在は「存在しない」も同然です。「いないいないばあ」遊びが子どもにとってスリリングなのは、存在そのものの点滅を経験するからかもしれません。

やがて子どもは、ここに現前していない母親も、ここではないどこかに存在していることを理解できるようになります。これを「対象恒常性」の獲得（ラカン用語ではありませんが）といいます。子どもが象徴界に参入して、母のシニフィアン、母の概念を獲得したからこそ可能になるわけです。

人間は中心に「欠如」がインストールされている

先述したように、子どもが人間になるというのは、言葉を「語る存在」になることです。その言葉とは、子どもが自分で作り出すものではなく、周囲の人間から獲得するものです。その意味で言葉というのは、子どもが最初に出会う大いなる他者ということになります。それゆえラカン理論でも、言語システムである象徴界は**大文字の他者**などと呼ばれるのです。このとき、言葉を獲得するということは、他者を自分にインストールすることを意味します。

ただしすでに繰り返してきたように、言葉とは、欠如の上に成立している、実体を持たない空虚な音（＝シニフィアン）でしかありません。つまり言葉という他者をインストールするということは、**自分の中心に「言葉という空虚」をかかえ込む**ことを意味します。このとき象徴界は、人間の外側と内側に同時に存在する他者、ということになります。

ちょっと脱線しますが、精神分析家の多くは、精神分析の手法でしばしば社会も分析します。なぜ「個人の心」の分析のための手法が、社会の分析にも応用できるのか、不思議に思ったことはないでしょうか。これは個人と社会とが、象徴界の構造を共有しているからにほかなりません。

だいぶ話がややこしくなってきましたが、大丈夫でしょうか。簡単にまとめておきます。
人間は言葉を「語る存在」ですが、言葉とは対象の不在を象徴化、概念化するための痕跡であり、実体も意味も持たない音（＝シニフィアン）に過ぎません。語る存在になるということは、そうしたシニフィアンのシステムとしての象徴界を、主体にインストールすることを意味します。ところが言葉は空虚なので、主体はその中心に欠如をかかえ込むことになるのです。主体が語る言葉も、主体が抱える欲望も、この欠如の効果としてもたらされるとみなすのが、ラカン理論です。

ここまで見てきたように、ラカン理論は一貫して「欠如」を重視します。**言葉は欠如であり、主体の中心には欠如があり、欲望の起源にも欠如がある**ということです。

「鏡像段階」と嘘

じつはラカンにはもう一つ、子どもが人間になるうえで重要な過程についての理論があります。おそらくラカン理論のなかでもいちばんよく知られており、かなり好意的に受け入れられている「鏡像段階」という仮説です。[3]

この仮説は、先に少し触れた「想像界」、すなわち視覚イメージの成立にかかわるものです。これについても、ごく簡略化して述べておきましょう。

生後まもない赤ん坊は、脳神経系も未発達で、自他の境界も曖昧であると考えられていました[4]が、近年こうした自己発達の理解は、スターンによる乳幼児観察研究などの知見から修正されつつあります。「鏡像段階」もまた、精神分析的な神話の一つととらえる立場から、理論の成り立ちを追ってみましょう。

乳幼児は自分自身のイメージを持つことができず、自分の身体がどんなふうに見えるのかがわかりません。統合されたボディ・イメージを持てず、手足や胴体、頭などがバラバラの「寸断された身体」というイメージになってしまいがちです。これは成長してからも、夢などにしばしば出てくるイメージとなります。

生後六か月から一八か月くらいの時期、子どもは鏡に写った自分の姿に強い関心を持ちはじめます。ラカンによれば、それが自分自身の映像であることを知って、子どもは小躍りして喜ぶといいます。

たしかに、動物のなかでもほぼ人間だけが鏡に映った像を自分だと認識し、ひとかたならぬ関心を寄せるのは事実です。人間以外の動物には、鏡像を自己と認識することができないし、ライバルや敵と思い込んで攻撃することもあります。象やチンパンジーなど、一部の賢い動物は鏡像を理解できるらしいのですが、それは基本的に学習の成果でしょう。

それでは、**人間はどうして鏡像を自分のことだと信じ込むことができるのでしょうか**。**ここで母親が登場します**。鏡に写った自分の姿を喜んで見ているわが子に対して、母親は「そう、それはお前だよ」と保証してあげることでしょう。こういう経験を経ることで、子どもは「これが私だ」という認識を持つことができるのです。

それでは、子どもは何に喜んでいるのでしょうか。ラカンによれば、ばらばらに感じられていた自分の身体イメージが、鏡のなかでひとまとまりの身体イメージに統合されることを喜んでいるのだといいます。このように、鏡像の力を借りることで、子どもが自分のイメージを初めて持てるようになる時期のことを「鏡像段階」と呼ぶのです。

しかし、**鏡像段階には大きな「罠」がひそんでいます。**

いうまでもなく、鏡に写った像は左右が反転したニセモノです。人間は自分の眼で自分を直接に眺めることができない。そのかわりに、左右の反転した鏡像を、最初の統合的な自己イメージとして与えられるのです。

これを精神分析の言い回しでは「主体は自我を鏡像のなかに疎外する」ということになります。最初に鏡像の力を借りてしまったために、人間はけっして「真の自己イメージ」にたどりつけなくなってしまった、というほどの意味です。

「欠如」と「嘘」ゆえの自由

見てきたとおり、イメージの世界である「想像界」の成立についても「欠如」が重要な役割を果たしています。つまり「真の自己イメージの欠如」の上に、想像界は成立していることになるからです。その結果、想像界は「真理」から隔てられた、嘘の領域となっています。

もっとも、それは悪いことばかりではありません。根本に「欠如」と「嘘」があるおかげで、想像界はきわめて大きな自由を与えられました。

たとえば人間には、さまざまな対象に「同一化」するという特殊能力があります。自分とはまるで異質な存在に、自分自身を重ねる能力ですね。もし人間が「真の自己」イメージに縛られていたら、この能力は発達しなかったと思います。

こうした、欠如ゆえの自由という特徴は、言葉の世界である「象徴界」にもあります。**象徴界も欠如をかかえた領域なのですが、そのことが「言葉」に大きな自由をもたらしました。**私たちは言葉を使って、あらゆることを、あることないことを、際限なく語りつづけることができます。さらに象徴界は、一つの自律的なシステムとして、個人の意志とは無関係に、意味や語りを生み出すことがあります。

こうした自由さと自律性は、対話の機能においても、きわめて大きな意味を持つことになります。

4　こんなに〝使える〟否定神学

対話実践と精神分析、共通点は「言語重視」

以前にも触れたように、オープンダイアローグのルーツの一つに、精神分析があります。しかし現在、対話実践のなかで精神分析的な「手法」が用いられることはほとんどありません。分析の基本である「転移」「解釈」「徹底操作」のような技法は、むしろ好ましくないものとして退けられています。

実際、対話実践は、反-精神分析といってもよいくらい、分析の発想とは距離があります。私はこの点がどうにも不可解だったので、その理由を、オープンダイアローグの理論的主導者であるセイックラに何度か尋ねたこともありますが、あまりはっきりした回答は得られませんでした。

とはいえ、本書が目指すのは、対話実践と精神分析の技法的な違いをはっきりさせることではありません。両者は、技法的には多くの対立点を含みながらも、根本の思想は共有しているのではないか。

この私なりの仮説について、以下に検討していきましょう。


対話実践と精神分析に共通するのは、第一に、言語の重視です。

当たり前、と思われたかもしれませんが、これは「**ほかのいかなる要素よりも、語られた言葉を最優先する**」という意味でもあります。性急に診断したり症状名をつけたりしない点も共通しますね。安易な「診断」は、対話や分析の文脈を狭く限定してしまいます。

ここで診断についていえば、対話実践では「できるかぎり診断や症状名は使用しない」という原則があります。いっぽう精神分析では、必ずしも診断はタブーではありません。ただ、DSM－5に代表されるような、症状や問題を何項目満たしたらこの診断、といったものではなく、病理を構造的にとらえることが重視されます。

起きている現象を、特定の理論的枠組みの要素に分割して説明できると考える立場を還元主義といいますが、精神分析はこうした立場をとりません。精神分析は「投影」とか「同一視」といった概念を「ツール」として用いますが、治療関係にあっては、つねにそのつど一回限りの、固有な経験として患者と対峙します。まさにフロイトがそうしたように、分析の経験が分析の理論自体を変えていくということもありうるわけです。

対話実践との違いは、対話においては、そうしたツール自体がほぼ存在しない、という点ですね。もちろん「無知の姿勢」とか「ポリフォニー」、「リフレクティング」といった概念や用語は使用されますが、それは患者の病理を判断するためではなく、対話実践の有効性を吟味するために用いられることが多いようです。

掘り下げるか展開するか

以上見てきたように、分析と対話で共通するのは、カタログ的な診断分類はしない、という点と、面接やミーティングの一回性、固有性を尊重するという姿勢にありそうです。

私の考えでは、こうした姿勢の根源にあるものが、先ほど述べた「言語の重視」です。病理や診断よりも、まずは今この場で語られた言葉。ここを起点として患者の無意識の解明に向かうのが精神分析であるとすれば、対話実践は対話をさらに広げ、展開する方向に向かいます。その目的はいうまでもなく「対話を続けるため」です。

言葉の力を重視しながらも、そこからの展開はずいぶん対照的ですね。これはもちろん、治療場面の設定の違いとも関係しています。精神分析は基本的に治療者（分析家）－患者（分析主体）の二者関係ですが、対話実践は治療チーム－患者チームというn対nの関係になります。

深く掘り下げるか、浅く展開していくか、そういう違いとしてイメージしていただいてもいいでしょう。ちなみに治療のうえでは、「浅い」「深い」に優劣はありません。

社会構成主義——社会学から

言語を重視する立場の一つに「社会構成主義」があります。オープンダイアローグの対話実践では、この思想がことのほか重視されます。「社会構築主義」とも呼ばれますが、これはごく簡単にいえば、「人間関係とコミュニケーションが現実を作る」という考え方を指しています。それは同時に、**関係とコミュニケーションの外側には客観的な事物は存在しない**、とする思想でもあります。

そんな馬鹿な、という反論もありそうですね。社会のなかのさまざまな事物はともかく、あそこに見える山とか海とか宇宙とかも人間関係の産物なのか？　と。はい、その答えはイエスです。

山も海も宇宙も、私たちの共通認識として、コミュニケーションを通じてしか存在できません。社会構成主義ではそう考えます。逆にいえば、いかなる実体も持たない「心」や「トラウマ」が実在するかのように思われているのも、私たちが日々膨大な言葉を費やして「心」や「トラウマ」について語り合っているからでしょう。

この思想のルーツはカントやヘーゲル、フロイトにあるとされますが、この言葉自体は現象学の系譜を引くピーター・L・バーガーとトーマス・ルックマンの著書によって知られるようになりました。彼らは「現実は社会的に構成されており、知識社会学はこの構成が行なわれる過程を分析しなければならない」「人が状況を現実であると定義することが、結果においてそれが現実である」と述べています[1]。

この考え方はさまざまな方面、とりわけ社会学には大きな影響を与えましたが、近年では廃れる傾向にあるといわれています。しかし、対話実践で起きている現象は、この立場からとらえるほうが理解しやすくなります。多くの精神疾患が、人間関係とコミュニケーションの問題から生じているのでなければ、「たかが対話」で回復が起こる理由の説明が難しくなります。

もちろん後述するように、病気の原因と回復のメカニズムとは分けて考える必要があるでしょう。そもそも診断をさして重視しないオープンダイアローグには、病因論もありません。精神疾患の原因が「関係とコミュニケーション」かどうかはともかくとして、少なくとも対話実践のもとでの回復に関しては、社会構成主義的な形で起こっている、ということはできるでしょう。

私自身は多元主義的、折衷的な考え方にも臨床上の価値はあると考えますので、いかなる場合にも社会構成主義で考えるべきといったこだわり（「原理主義」といいます）はありません。ただ、病気や回復の原因をすべて「脳」に求めたり、あるいは「無意識」に求めたりする発想だけでは、対話実践の有効性をうまく説明できないのも事実です。

もう一点つけ加えておくと、社会構成主義的な発想は医学全般に有益なものではありますが、器質的な問題、つまり身体的な病理の比重が高い場合は、その限りではありません。精神医学領域でも、たとえばてんかん性精神病を薬物療法抜き、対話のみで治そうとするのはさすがに暴挙でしょう。

共有可能な言語をもたらす実践

ちなみにオープンダイアローグと社会構成主義の関係については、セイックラがこんなふうに書いています。

対話主義の立場では、意味というものは「人とのかかわり」から生まれると考えます。これは〈社会構成主義〉的な治療アプローチと同じ考え方です。私たちは、人とのかかわりについても、〈ポストモダン〉の思想家たちと同じ視点に立っています。／彼らは、「身体を持つ」人々のあいだで、人とのかかわりが生じると考えていました。ここで「身体を持つ」とは、みずからの肉体や背景的な影響（たとえば、階層、人種、ジェンダー、文化、地政学、歴史など）の特性によって形づくられ、同時に制約もされている存在であるということを意味しています。▼2

そう、ここでは身体すらも言語的な構築物と見做されることになります。対話実践で「身体性」が重視されるのは、まずこの文脈においてです。

また、オープンダイアローグにおいて、グレゴリー・ベイトソンと並んで重視される思想家、ミハイル・バフチンも、社会構成主義者として位置づけられています。

社会構成主義の視点に立つなら、精神病とは一過性ではあれ根源的な、コミュニケーションからの恐るべき疎外です。そこはいわば「不毛の地」であり、耐えがたい経験が名づけられることもなく、患者は声も代弁者も奪われてしまっています。**対話実践が目指すのは、精神病的な発話や幻聴、あるいは幻覚にとどまっている特異な体験に、共有可能な言語表現をもたらすことなのです。**

いまだ語られてこなかった体験について言葉を組み立て、コミュニケーションを確立していくことは、声とアイデンティティを生み出しながら人と人とのあいだをつないでいく、主体的な活動なのです。

かくして危機は、自己と世界を構成するもろもろの物語、アイデンティティ、そして、関係性の織物を織り上げ、あるいは織り直すための、またとないチャンスとなるでしょう[▼3]。

ここまでで、社会構成主義のだいたいのイメージはつかめたでしょうか。

言語論的転回——哲学から

さて、ここでもう一つ、ややこしい話をしなくてはなりません。

社会構成主義に近い考え方として「言語論的転回」というものがあります。これは、現実の事物を表す記号として言語をとらえるような哲学の伝統から、「言語が現実を構成している」ととらえる考え方への変化、方法論の転換を意味しています。

言っていることは社会構成主義とかなり近いですね。ただこちらは、社会学よりも哲学寄りのタームなので、もう少し過激で厳密な用法になります。言語論的転回にかかわった哲学者や思想家は大勢いますが、その詳しい解説は不要でしょう。**この世界を把握するうえで、物質よりもイメージよりも、言語を最優先する立場ということです**。

きっかけをつくったのは言語学者のフェルディナン・ド・ソシュールで、彼は言語をシニフィアン（意味するもの＝語の聴覚イメージ）とシニフィエ（意味されるもの＝語の概念）に区分して、両者の結びつきは恣意的、すなわち何の必然性もないと考えました。[4]

猫の語源は昼間よく寝ているから「寝子」、とする説がありますが、ソシュールによれば、が「ネコ」と呼ばれることには何の必然性もなく「イヌ」であってもよかったことになります。だからこの世界にはさまざまな実体や概念があらかじめあってそれぞれに語が対応するわけではなく、むしろシニフィアンという差異のネットワークが、現実よりも先に存在しているということになります。

つまりソシュールの言語学（記号学）は、言語をこのように構造的にとらえようとしたのです。この画期的な説が、構造主義やポスト構造主義、ポストモダンの思想に与えた影響はきわめて大きいものでした。

前章で取り上げたジャック・ラカンは、自分の理論にこの考え方を大幅に取り入れて、人間を「**言存在**」として位置づけました。ほかにも『言葉と物』で知られるミシェル・フーコー、脱構築で知られ、後述するようにラカン理論を否定神学として批判したジャック・デリダもこの系譜に属します。

このほか有名なところでは、哲学者のルートヴィヒ・ウィトゲンシュタインがいます。彼の「**言語ゲーム**」という考え方も、言語論的転回の端緒とされています。

たとえば彼は、人間の感ずる「痛み」について、次のように述べています。

言葉が感覚の原初的で自然な表現と結びつけられ、それらに取って代わるのだ。けがをした子供が泣きわめく。そこで大人が子供に語りかけ、叫び方を教え、後からいろんな文を教える。彼らは子供に新しい痛みのふるまいを教えるのだ。▼5

つまりウィトゲンシュタインは、**言葉を覚える以前の子どもは、自分では痛みの存在を理解できない**とみなすのです。子どもは自分の「痛み」について、それを自分よりもよく理解している大人の力を借りることで、はじめて正しく理解することになります。言い換えるなら、周囲の大人からその表出の仕方（≒言葉）を教えられることで、はじめて「痛み」の存在を知ることになるというのです。

ウィトゲンシュタインはこの理屈が、「痛み」のみならず、感覚全般にあてはまると考えていました。荒唐無稽に聞こえるかもしれませんが、言語論的転回以降の哲学者にとって、これは無視することのできない重要な考え方となりました。

これ以上の深入りはしませんが、ともかくここでは、この考え方の影響がいかに大きく広範囲に及んでいたかを理解していただければ十分です。

そもそも「否定神学」とは

ここまでの流れを簡単におさらいしておきましょう。

精神分析も対話実践も、ともかく「言葉」を徹底的に重視します。精神病のケアにおいても、患者の語る体験のなかに、共有可能な言葉を持ち込むことを大切にします。その背景にあるのは、ポストモダンを支えた二大思想、「社会構成主義」と「言語論的転回」でした。

こうした前提のもとで、私たちの心は、「実体」を持たない言語とコミュニケーションによって構成されており、それゆえにこそ「語る存在」としての人間の中核には欠如があると想定されます。**人間の欲望や症状の根源にあるものは、まさにこうした欠如や空虚なのだ**、という考え方です。ここまではいいでしょうか。

以上を踏まえたうえで、ここからいよいよ「否定神学」という言葉についての検討に入りたいと思います。

神学には、神の属性を言葉で語ろうとする「肯定神学」と、神の存在は人間の浅知恵が考え得るようなどんな概念にもあてはまらず、それゆえ「神は〜でない」という否定形でしか語れないとする「否定神学」があるとされます。

この二つはキリスト教神学の歴史における二大潮流で、否定神学は神秘主義やドイツ哲学などにも多大な影響をもたらしました。その起源については所説ありますが、キリストの同時代人のユダヤ人哲学者のフィロンとか、三世紀の新プラトン学派のプロティノス、六世紀ごろの神学者、偽《ぎ》ディオニュシオスなどが提唱したとされています。

たとえば偽ディオニュシオスによる『神秘神学』では、神は次のように語られています。

神は言い表わすこともできず、又表現を選ぶこともない。神は数も、序列も、大きさも、小ささも持たず、同等性でも不等性でもない。又相似性でも非相似性でもありえず、不動でもありえず、又動きもせず、自らの変化を望むこともなすこともありえない。つまり神は本質でも、実在でも、有でも、時でも、働きでも、妥当性でも、連続でもない。……神はつまり思惟では決して捉えられることはできない。神はしかし我々人間が理解しうるという意味において知識でも、真理でも、支配でも、知恵でも、一者でも、一性でも、神聖でも、善でも、あるいは精神でもない。……非有も非有ならざるものも神にはあてはまらない。そして肯定も否定も届かない。[6]

なんかもうこれ〝神ディス〟なんじゃないの、と思うくらいに「ないないづくし」ですが、こういうのが否定神学です。

肯定神学による神についての知識は一面的な知識に過ぎないので、否定神学による補完が必要とされます。こうした否定を徹底的に突きつめれば、私たちは神については無言となるほかはなく、そこで語り得ないもの（＝神）との合一が可能になる、という「効能」が期待されていたようです。

ここまでの「否定神学」では、神を否定形で語るということに主眼がありました。しかしニーチェが「神は死んだ」と宣言して以降、神は否定形ですら語る価値を失っていきます。少なくとも思想史的にはそうなります。

そこで**「神」に代わって、「無意識」とか「現存在」とか、定義もできず簡単には語り尽くせないキーワードを代入したものが、現在言われているところの否定神学です。**

日本における否定神学

解き明かせない謎を少なくとも一つ確保することで、そのシステムなり組織なりの全体構造を、謎との関係において語れるようにする。このロジックは非常に強力なものです。ポストモダン的な批評や思想の多くが、こうした発想や言い回しを採用しています。日本のポストモダニストたちも、自らの思想を展開するうえで、否定神学的ロジックを多用していました。

たとえば思想家の柄谷行人は、否定神学に親和性の高い考え方で一世を風靡《ふうび》した思想家です。彼の初期の著作『日本精神分析』は、そうした応用例の一つです▼7。

柄谷は日本文化が、外来の文化（漢字や制度）をやすやすと受け容れながらも、それらを本当には受け容れない、つまり「外来のもの」のまま温存することができたのはなぜか、という疑問を持ちました。たとえば多くの外来語は、「カタカナ語」としてすぐ取り入れられますが、ずっと外来語のままになりますね。柄谷はその理由を、まさにラカンを援用して、日本人はいわば「去勢」が不十分であるため、と分析しました。

去勢されていない、ということは、無意識が機能していない、ということにつながります。フロイトが言ったように、もし無意識が象形文字のようなものならば、日本人は日常的に象形文字＝漢字を使っているので、無意識がつねに表面化している。だから日本人は精神分析を必要としない。これを最初に指摘したのはラカンその人でしたが、柄谷はその議論を発展させたのです。

ラカン的にいえば、去勢が不十分ということは、無意識、すなわち否定神学でいうところの「語り得ない領域」を持っていないことに通じます。だから日本人の心は構造化が不十分であり、外来物を軟体動物のようにすっぽり呑み込んでしまうかわりに、それを自分の要素として消化吸収することもできない。言い換えるなら、未熟な文化、ということになります。

もっとも柄谷自身は、この著作について今は否定的な評価をしています。私もちょっと応用としては素朴すぎる印象を持っていますが、ともあれこういう考え方が否定神学的とされるわけです。

あるいは柄谷らと一時期、『批評空間』という雑誌などを通じて交流のあった経済学者、岩井克人の理論も否定神学の典型とされます。

岩井は代表的著作『貨幣論』で、貨幣の価値を次のように述べます。[8] 人々が貨幣を受け入れるのは、貨幣そのものに価値があるからではありません。今まで慣習として使ってきたという事実と、これからも使えるだろうという予測こそがその本質です。貨幣そのものの値打ちを論じたり、法的に根拠づけようとする議論は、歴史的にも矛盾が多く、唯一の根拠は「この貨幣には価値がある」という社会的な思い込みだけ、ということになります。

岩井はこれを「**貨幣とは貨幣であるから貨幣である**」という自己循環論法である、と述べています。これが基本的な真理である、と。だから貨幣は、それそのものには価値がないほうがいいと彼は言います。お金については電子通貨のほうがリアルで、物質としての貨幣のほうがヴァーチャルであるというのも同じ意味です。実物のコインには銅が含まれていたりして、ちょっと「商品価値」がありますからね。純粋な電子情報のほうがより貨幣らしいわけです。貨幣には安定した価値がなく、流動的かつ不安定なものであるからこそ、ハイパーインフレが起きて価値が下落したりするわけですね。

もうおわかりでしょうが、ここで岩井は「貨幣」を**空虚な中心**に位置づけています。だからこそ、その価値は循環論法でしか語れないし、価値の理由や起源はずっと謎のままということになります。

岩井の議論は、貨幣の価値を語り得ない謎のままにしておくことで、さまざまな経済事象を読み解きやすくするという効能があります。これなどは精神分析と並んで、もっとも実用性の高い否定神学といえるのではないでしょうか。

こんなふうに、「否定神学」は非常に強力で説得力のある記述のスタイルです。あまりにも強力なので、特に二〇〇〇年代以降、多くの反発が生じたという経緯もあります。

ただ、個人的な経験からいうと、この考え方に慣れておくと、哲学書や思想書の読みの精度がかなり高まります。また、作品に対する批評的な視力も向上するように思います。

もちろんこうした記述スタイルには限界もありますから、「これが真理！」みたいに信じる必要はありませんが、「思考の型」として身につけておいて損はないと思います。

欲望のパラドックス

否定神学のロジックにもう少し慣れておくために、今度は作品批評への応用例を見ていきましょう。

ラカン派哲学者として知られるスラヴォイ・ジジェクは、このロジックを縦横に使って大衆文化を分析してみせます。彼の「芸風」はなかなか見事なので、そのサンプルをいくつか見ておきましょう。たとえば『斜めから見る』[9]において、ジジェクはラカン理論でミステリ小説や映画の構造を、快刀乱麻を断つ如く次々に俎上に載せています。

ロバート・シェクリィの有名なＳＦ短編『夢売ります』[10]は、こんな物語です。

主人公のウェインは、掘っ立て小屋に一人で住んでいる謎の老人トムキンスに会いに行きます。トムキンスは特殊な薬で人を別世界に送り、その世界では願いが何でも叶うというのです。ただし、その報酬として、人は自分が持っているいちばん高価なものをトムキンスに渡さなければなりません。トムキンスがいうには、ほとんどの客は満足して帰ってくるし、騙されたというものはいないとのこと。しかしウェインは決心できません。妻子の待つ家に戻ってからも、ウェインは迷いつづけます。日々の雑事に追われて、決断はますます先延ばしになります。

こうして丸一年が過ぎたころ、ウェインは例の掘っ立て小屋で目を覚まします。

トムキンスは満足したかと尋ね、ウェインは「うむ、よかった」と答え、自分の持っていた全財産（錆びたナイフや缶詰）を渡します。そしてウェインは地下の核シェルターへと帰っていきます。そう、そこは核戦争後の荒廃した世界だったのです。

シンプルな叙述トリックを使った、きれいなどんでん返しのショート・ショートですね。でも、この物語には、なにかしら「人生の真実」の手ごたえがある。そう感じるのは私だけではないでしょう。

この物語についてのジジェクの解釈は、「欲望のパラドックス」があるからです。簡単にいえば「旅は準備がいちばん楽しい」ということです。ここには「欲望のパラドックス」があるからです。**私たちが欲望につきものの探索や迷い**（**旅の準備**）**と思い込んでいるものが、じつはすでに「欲望の実現」**（**旅の楽しさ**）**であるということ**。ウェインが平凡な日常生活のなかでトムキンスの薬を飲もうかどうしようか迷っているという「幻想」こそが、核戦争後の荒廃した世界で彼がなによりも叶えたかった願いだった、という皮肉。

もっといえば、人間の欲望は、それが満たされることで完結するわけではありません。欲望は叶えば叶うほど、新しい欲望を生み出しつづけます。お金に対する欲望が典型ですね。ウェインが夢想した世界は、欲望を無限に延期できる世界、ジジェクの言葉を借りるなら、欲望の本質である「欠如」を繰り返し生み出す世界、そんな世界にいることが、ウェインにとっての欲望の実現だったのです。

こうした解釈を読むと、私としてはオープンダイアローグによる回復のメカニズムを連想せずにはいられません。**対話実践による回復は、欲望の実現とひどく似ています**。どういうことでしょうか。

対話はすればするほど、新しい対話を生み出します。対話を無限に続けられる世界、結論を永遠に先延ばしする世界、対話の本質である「余白」を生み出しつづける世界、その世界にいること自体が、回復を意味するとしたら。

まだ粗っぽい比喩ではありますが、対話と欲望の類似性には、なにがしか本質的なものがありそうな予感がします。

空虚な中心――皇居・神社

もう一つ、ジジェクの取り上げる別の物語を見てみましょう。パトリシア・ハイスミスの中編小説『ブラック・ハウス』▼11。あらすじはこうです。

アメリカの小さな田舎町で、男たちが居酒屋で昔話に花を咲かせています。彼らの冒険譚《たん》はどれも町外れの丘に立つ廃屋と関係があります。その呪われた「ブラック・ハウス」には、誰も近づいてはいけないというタブーがありました。にもかかわらず、男たちの青春の思い出はすべて「ブラック・ハウス」に結びついているのです。そこは彼らが初めて性体験を持ち、あるいは初めて喫煙をした場所でした。

ある日、若い技師が町に引っ越してきます。彼は「ブラック・ハウス」にまつわる神話を聞いて、その家を探検すると宣言します。しかし中に入ってみると、「ブラック・ハウス」は空っぽの汚い廃屋でした。技師は居酒屋に戻り、皆にそのことを誇らしげに告げます。男たちはそんな技師に強い怒りと反感を抱きます。ついには一人の男が技師に襲いかかり、技師は地面に倒れて死んでしまいます。

ジジェクによれば「ブラック・ハウス」とは、男たちの郷愁に満ちた欲望、つまり歪曲された思い出を投射できる空っぽの空間でした。だから、近づくことはタブーなのです。若い技師がしたことは、男たちの幻想空間を「ただの廃屋」という日常空間におとしめ、男たちの欲望を表現できる場所を奪うに等しい行為でした。だから技師は殺されたのです。

幻想を投影する空虚な場所、といえば、私は真っ先に「皇居」を連想します。かつてロラン・バルトという批評家が来日した際、皇居を眺めて東京という都市の「空虚な中心」と呼びました。[12]バルトは、中心に大聖堂などがあり意味の充満した欧米の都市に対して、中心に空虚――聖堂の代わりに森しかない、ように見えたのです――を抱えた東京という対比をおもしろがったわけです。

皇居ないし天皇制そのものが空虚な中心であり、それゆえに右翼やリベラルのさまざまな幻想を引き受けてきたという歴史的事実は実際にあったわけですね。まあ、このあたりの議論に深入りするつもりはありませんが、これも典型的な否定神学的理解とはいえるでしょう。**空虚であるからこそ機能してきた、というロジックにおいて**。

天皇制からさらに連想を広げるなら、神社という存在も、いわば「空虚な中心」に近いといえます。建築家の磯崎新は、神社には建築はいらない、と過激なことを言っています。[13]

実際、三重県熊野市の花窟《はなのいわや》神社のように、社殿がなく巨岩がご神体という神社も実在します。神社が成立するには囲い（イワサカ）と神籬（ヒモロギ）があれば十分である、と。むしろ神社は神体を隠蔽するために建てられるのであって、伊勢神宮の遷宮の儀式などは、神の招来の

「もどき＝擬態」だというのです。人々に「そこに何か（起源など）がある」と思わせてくれる空虚で誘惑的な場所、それが神社なのです。

そう考えていくと、神社は人間本来の否定神学的な認知特性をたいへん巧妙にひきつける装置に思えてきます。そう、**人間とは、何者かの中心が空虚であり、それが隠蔽されているとき、その周囲に豊かな幻想の花を見ずにはいられない存在なのです。**

鬼滅の刃もまた

じつは私自身も、否定神学ロジックをよく批評に応用します。最近では漫画『鬼滅の刃』について書いた文章がこれに当たります▼14。この論の中心は、漫画の主人公である竈門《かまど》炭治郎《たんじろう》こそが、この作品の「空虚な中心」である、という仮説です。

家族を殺され、妹の禰豆子《ねずこ》を鬼にされた炭治郎は、人を喰らう鬼を退治し、禰豆子を人間に戻すべく鬼殺隊に入って戦います。鬼殺隊の「柱」と呼ばれるメンバーは、ほぼ全員が鬼の被害者です。彼らのトラウマ的な正義はときに暴走しかけますが、炭治郎は鬼に対しても「優しさ」を発揮します。

炭治郎はおよそ想像力というものを欠いており、他者に共感することもできません。その内界は――映画を観た人はわかるでしょうが――ウユニ塩湖のように空虚な空間です。つまり彼の「優しさ」は、共感とは無関係な、一種の「狂気」なのです。その「優しさという狂気」が周囲のメンバーを変え、ついにはラスボスである鬼舞辻無惨《きぶつじむざん》（生存の欲望≒意味で満たされた存在）

を倒すに至る。鬼滅とはそんな物語なのです。

この種の議論は、うまくはまれば非常に効果的です。私の鬼滅論もかなり好評を博し、発表してすぐ単行本化の話が来たほどです（諸般の事情から流れましたが）。空虚さを指摘するポイントさえ外さなければ、「何か重要なことを語っている」という手ごたえをもたらしてくれます。

私の論はともかく、ジジェクのあげる小説の例などは、ちょっとこれ以外の解釈が難しいほどですね。きっと作者もラカンを読んでいたに違いないといいたくなるほどしっくりくる批評になっています。

問題はこうしたロジックにはつねに一定の鋭さがあるのですが、繰り返されるうちに金太郎飴みたいに思えてくることです。何を語っても「またいつものジジェク節か」という印象につながってしまうところがある。

「思考の型」としての否定神学

ここまで見てきた否定神学的ロジックのパターンを整理すると、以下のようになります。あるシステムなり物語なりを論じる際に、そこに見てとれる重要な〈謎〉に注目します。ハイスミスの小説なら「ブラック・ハウス」、『鬼滅の刃』なら「炭治郎の心理」などがこれに当たります。

この〈謎〉のポイントを、それが謎でしかないことを論証しつつ、しかもその謎が物語やシステムの存在を可能にする最重要の要素である可能性を一つの逆説として説明します。空っぽのブラック・ハウスこそが男たちの共同体を支えており、炭治郎の空虚さこそが鬼滅人気の鍵である、といった「説明」ですね。

ブラック・ハウスや炭治郎はそうした意味で、物語世界における**超越論的な存在**です。これは鬼滅でいえば、鬼舞辻無惨が**超越的な存在**であることと対比されます。

わかりやすくいえば超越的存在とは「物語世界内においていちばんえらい存在」のことであり、超越論的存在とは「物語世界そのものの意味や成立を左右する存在」ということです。たとえば神を信ずるうえでキリストという媒介者が必要であるとするならば、神はもちろん超越的な存在ですが、キリストはその存在抜きには信仰そのものが成立しないという意味で、超越論的な存在と考えることができるのです。

ちなみにユダヤ教にもイスラム教にもキリストは存在しますが、宗教ごとにその位置づけはかなり異なります。キリストをどう意味づけるか、位置づけるかによって宗教の内実が変わってしまう、と考えるなら、その意味でもキリストは超越論的な存在といえます。ラカン理論はさまざまな点で、キリスト教の構造を換骨奪胎したところがありますから、「神なき信仰」という意味でも否定神学とはいえそうですね。

繰り返しますが、否定神学的思考は、人間の認知特性と非常に相性がよいため、二元論や還元主義、帰納法や演繹法などのように、**一つの思考の型としてはきわめて有効なものです**。

否定神学としての精神分析は、ゼロ年代以降の思想家からは「過去の遺物」とみなされがちですが、ここで述べたそれぞれの思考の型がいまだに現役であるように、否定神学もまだまだ応用可能性に開かれていると私は考えています。

興味深いのは、ゼロ年代以降の日本の思想家たちも、しばしば、おそらくは無自覚に、否定神学的なロジックを用いがちなんですね。これは皮肉を言いたいわけではなく、否定神学を批判したデリダ自身が複数の場所で認めているように、「他者」を厳密に語ろうとすれば、否定神学的な形式にならざるをえないのでしょう。

また、だからこそ対話実践の「治療機序」を考えるうえでは、否定神学的発想はきわめて重要な意義を持つと考えられるのです。

II

構造からプロセスへ

5 「プロセス」をめぐる逆説

対話実践は「無意識」を問題にしない

精神分析――ないしポストモダン――アンチの人々は、人間の社会や心のありようについて、しばしば生物学や数学、あるいは工学といった、自然科学的な基礎づけが可能であるとみなしたがる傾向があるように思います。

しかし私は、心に関しては自然科学以上に、言語論的転回以降の社会構成主義のほうが重要であると考えています。**自然言語の構造だけを活用したオープンダイアローグの高い有効性こそが、そのなによりの証ではないでしょうか。**

オープンダイアローグではもちろん、対話でかわされる言語のほかに、表情やしぐさといったメタメッセージも重視されますが、いうまでもなくメタメッセージも自然言語と同じルールで構造化されていると考えられます。

自然言語の扱い方を検討し工夫することが重要となるという点からみれば、オープンダイアローグはたしかに精神分析と基本的な発想を共有していると考えることができるでしょう。

オープンダイアローグと精神分析の最大の違いは、精神分析が無意識を前提としていて、無意識においては自然言語がしばしば意味にとらわれない作動をしているとみなす点です。だからこそ夢や転移などの現象を通じて、無意識にアプローチする必要があるわけです。

無意識にあらわれた表象に対して適切な解釈や操作がほどこされれば、除反応によって症状の改善が起こる。これが精神分析の治療モデルですが、オープンダイアローグの回復モデルはここに限定されません。

そもそもオープンダイアローグは、個人の無意識を問題にしません。治療チームの言葉が作用するのは、個人の心以上に、その個人がかかわっているネットワーク（人間関係）です。ただし、ラカンの考える無意識（≒大文字の他者）が、個人に内在化された社会システムであると比喩的には考えられるように、もともと無意識にはネットワークの要素が含まれています。つまり、ネットワークの修復はあくまでも意識的な営みとしてなされますが、実際には無意識にも大いに影響を及ぼしているともいえるわけです。

「構造」を語ることによって「発達」を失った

ポストモダン思想にある程度共通する考え方の一つは、社会や心の構造や作動に、自然言語が深く関係しているという認識だったと考えられます。そのもっとも先鋭的な理論が、ラカンによるものであることは繰り返し述べてきました。そしてラカン理論は、ソシュールと同様に、心の起源やそこからの発展や変化、それをもたらすような脳神経系のありようなどについては、ほとんど語ろうとしませんでした。この禁欲こそがラカン理論に、すぐれて切断的で鋭利なツールとしての性質をもたらしました。

ラカン理論は「構造」を無時間的・横断的に分析する場合には、きわめて強力なツールたりえます。私がラカンの、とりわけ前期から中期の理論の価値をいまなお高く評価しているのは、このためです。しかしラカン理論は、構造分析の機能を高めるために、多くの領域については徹底的に捨象してきました。

たとえばラカンには「発達」の概念がありません。フロイトは幼児の発達段階として、口唇期、肛門期、男根期という区分を設けてはいましたが、ラカンがこの分野で生み出した概念は、ほぼ「鏡像段階」と「去勢」のみです。いずれも第3章で触れましたので、ここでは説明は省略します。

重要なことは、鏡像段階にしても去勢にしても、まるで氷が水になり蒸気になるように、温度や圧力などの変化で物質の相が変わる「相転移」さながら、一気に構造が変換される過程として説明されている点です。ラカンにおいては人間の発達や変化、あるいは病理や回復といったものは、構造的変化として一気に起きるか、あらかじめ起きてしまっているか、のいずれかなのです。

だからこそ幼児は去勢によって一気に「人間」になるのです。その後の思春期、青年期といった区分などは、ナルシシックな幻想以上の意味を持たないことになるでしょう。

学習、コミュニケーション、関係、コンテクストも

このほかラカンが、（おそらくは）あえて語り残している領域としては「学習」や「コミュニケーション」、「関係」や「コンテクスト（文脈）」などがあります。

たとえば「学習」について。

ラカン派が精神分析家を認定する手続きとしては、「パス passe」が知られています。ラカンは他の学派の手続きとは一線を画した制度を作ろうとして、かなり凝った仕掛けにしています。具体的には、ある分析主体（分析を受ける人）に、自分の分析を別の二人の分析主体と徹底的に議論させ、その二人が本人の代わりにベテランの分析家のグループのもとにおもむき、自分たちが本人から聞いたことを伝える、というものです。[▼1]

パスを通過することで、分析主体は、自身の幻想を根本から変化させ、主体の構造そのものが変わってしまうと想定されています。言い換えるなら、分析主体が分析家になるために必要なのは、学習、すなわち知識の習得や段階的トレーニングなどではなくて、主体の構造が変化

することと、とされているわけです。

あるいは「コミュニケーション」についてはどうでしょうか。

ラカンには、これも有名な「四つの言説(ディスクール)」の分類があり、[2]「主人」「大学」「ヒステリー」「分析家」という四者の言説パターンが構造的に示されています。これはこれで鋭利な分析であり、応用も効く理論なのですが、いずれも相互性を欠いた一方通行の言説でしかありません。**つまりラカンは、コミュニケーションの双方向性という要素を完全に捨て去ることで、あらゆる言説をモノローグの形式として分類してみせたわけです。**

「関係性」といえば「転移」が連想されます。転移とはもともと、過去の重要な対人関係(親子、兄弟など)が現在の人間関係のなかで無意識に反復されることを意味します。教師や治療者に父親を投影する、といった場合がそうですね。ラカンはこれをさらに抽象化して「知っていると想定された主体があれば、すなわち転移があります」としています。[3]

分析を受ける人は、自分のなかの内密なものをよく知らず、分析家こそがそれをすべて理解してくれる存在であると想定します。このとき、「内密な個別と、普遍的な知とが、分析家において結ばれる[4]」ことになります。これもコミュニケーションと同様に、関係性における双方向性はあらかじめ排除された説明となっています。

「コンテクスト」については少々厄介なので、第12章で詳しく検討しますが、ラカン理論が構造分析に特化するあまり、多くの語り得ない領域を残していることはご理解いただけたでしょうか。

ラカンは時間の外にいる

それではなぜ、ラカン理論にはこうした偏りが存在するのでしょうか。私の推測では、ここにもソシュールの――というか構造主義の――強い影響があるように思います。

ソシュールの言語研究は、つねに「共時態」を「通時態」よりも優先させたことが知られています。[5] つまり、言語の起源や時代ごとの発展・変化といった「通時態」の研究はわきに置いて、現時点での語彙のネットワーク、すなわち横断的な構造の分析を重視した「共時態」をこそ重視したということです。

ラカンのこうした姿勢は、人間の心や欲望のありようを構造的に、すなわち共時的に分析するうえではきわめて有効でした。しかし、**その鋭利さの代償として、治療においてもっとも本質的な要因の一つである「過程 process」については、ついに語り得なかったのではないか。**対話実践の治療メカニズムを精神分析的に語り得ないことについては、いくつか理由が考えられますが、最大のものはこの「過程」への禁欲、ないし排除ではないでしょうか。

以上のような指摘はあまり前例がないと考えられるため、異論や反論は大いに歓迎したいところです。もちろん筆者自身、ラカン理論に訓詁学的に通暁しているわけではないので、「セミネール海賊版のこの巻でラカンは過程（あるいは発達や学習）について語っている！」といった指摘があれば、この批判は撤回することにやぶさかではありません。

ただ本音をいえば、仮にそうした断片的発言があったとしても、理論全体の枠組みとしてラカンが「過程」についての議論を大幅に捨象してきたのは事実であろうと確信してはいます。

ラカンは「過程」を「構造」に読み替える

それではあらためて、「過程 process」とは何でしょうか。

これは精神医学的にはおなじみの言葉です。「プロセス」といえば、ヤスパースのいわゆるプロツェス Prozess、すなわち「病的過程」を連想する人も多いことでしょう。ただしこちらは、主として統合失調症の発病過程を意味する言葉です。[▼6] 統合失調症の発病によって、まったく新たなものが出現し、しかもそれが永続的な変化である場合、その出来事が「病的過程」と呼ばれます。この過程において、「了解不能」な心的体験が生じ、それは妄想などに発展していくものと考えられていました。

すでにここまでの記述のなかに、「永続的な変化」であるとか「了解不能」であるといった、対話実践による精神病からの回復を経験した立場からは受け容れがたいキーワードが出てきています。しかし、基本的にはこれこそが従来の「統合失調症の精神病理」の基礎をなす理解であったことも事実なのです。

ちなみに統合失調症の発病過程については、このほかにコンラートによる発病過程論がよく知られています。また、中井久夫の主要な業績の一つである「分裂病の寛解過程論」の発表には、発病過程ばかりが注目されがちな傾向への批判という意味もありました。

松本卓也は、ヤスパースの要素現象についてラカンが再解釈していたという興味深い事実を紹介しています[7]。松本によれば、ラカンはヤスパースが論じた病的過程について、「シニフィアンの自動症的な侵入」と、シニフィアンが本来持っている「非意味の力」を中心に据えることで、構造論的にとらえなおしています。そうだとすれば、**やはりラカン理論は「過程」を「構造」に読み替えることで、結果的に過程論を回避ないし排除している**ということになります。

この点は、ラカンの妄想についての解釈に該当します。

彼は学位論文「パラノイア性精神病[8]」において、妄想の発生について次のように述べています。妄想の素材は患者の生活史上の葛藤に潜在しているが、フロイトが考えたように、その葛藤が象徴的な加工（＝言語的な操作）を経て妄想の主題を作り上げるわけではなく、むしろ直接的かつ無媒介的に表現されたものである、ということです。

つまりラカンは、妄想の発生について、それがトラウマなどが二次的に加工されることで妄想化する、という「過程」すらも捨象しようとしていたわけです。ふたたび対話実践を経たものの立場からすれば、ここでもラカンは、妄想が「安易な了解を許さないすごい観念」という印象論ないし先入観のほうに傾いているだけに見えます。

もっとも、かつての統合失調症は、精神の究極の謎という崇高すぎる位置づけを担わされていたわけで、ラカンだけが責められるべきではないのですが。

症例エメを再考する

この論文は、その後のラカン理論の発展にも決定的な影響をもたらしたと考えられるので、少し詳しく見ておきましょう。ラカンがこの論文で報告した「症例エメ」は、ストーカー的なファン心理から傷害事件を起こして逮捕された女性のパラノイア患者でした。

一九三一年四月一〇日、エメは劇場前で人気女優のZ夫人にナイフで切りつけ逮捕されます。彼女は数年前からZ夫人が彼女を脅迫していたのだと主張しました。エメは留置所からサンタンヌ病院に送られ、ここでラカンは一年半にわたり彼女の診療に当たりました。エメには夫と息子がいましたが、彼女はZ夫人が自分のスキャンダルを言いふらすのみならず、息子にも危害を加えようとしたので、襲撃を決意したのだと述べていました。逮捕の三週間後、留置場でエメは激しく泣き出し、これとともに妄想がきれいに消失しました。つまりエメの治癒は、逮捕と勾留をきっかけとして、急速かつ劇的に起こったのです。

エメはある職場で、同僚の没落貴族出身のC嬢と親密になります。貴族的で知的なC嬢に彼女はすっかり魅せられ、Z夫人の名を知ったのもC嬢との交際からでした。しかしC嬢の結婚によって二人の関係は終わり、エメは家事も放棄してひきこもりがちになります。二八歳で最初の妊娠をするが死産で、エメはそれがC嬢のせいであると被害妄想的になりました。三〇歳で出産してからも赤ん坊が殺されるという妄想が増悪し、入院治療を受けましたが完全には治りませんでした。その後、小説の出版を試みて失敗した後、エメはZ夫人に対して被害妄想的な訴えをするようになっていきました。

エメの主治医であったラカンは、彼女を最終的に「自罰パラノイア」と診断しています。エメにとって、没落貴族出身のC嬢や女優のZ婦人といった華やかな存在は、彼女自身が将来に夢想していたイメージであり、そこで「誇大」の主題と「迫害」の主題との想像的な同一化が起こりました。彼女はみずからの外在化された理想を、彼女の被害者（Z夫人）に見出して攻撃したのですが、被害者は象徴でしかなかったため、憎悪は沈静化されませんでした。

彼女の真の欲望は、自分自身を打ち据え処罰したいというもので（だから「自罰パラノイア」なのです）、それは法の下で有罪を宣告されることで達成されました。留置所でエメの妄想が劇的に消褪したのはこのためである、とラカンは指摘しています。

ここでのラカンの主張のポイントは、エメがなした行動が、精神病性の「現実感の喪失」ゆえになされたのではなく、むしろ正常な精神的機能の作動のもとで構造的に可能であることを示すことでした。エメの妄想は、理想化された対象（C嬢、Z夫人）を超自我（内在化された規範メカニズム）の位置に近づけます。

超自我は自罰の欲望を、妄想的なまでの強さで実現させようとします。それが超自我の本来の機能なのです。それゆえエメはみずからの憧れを断念することができず罪を犯し、また憧れゆえに処罰されることを望んだということになります。

おそらく症例エメが刑罰を受けて一気に回復したというエピソードが、ラカンに（あえていえば）以下のような誤解をもたらしたのではないでしょうか。

・発病も治癒も、ほぼ同一ルートの可逆的過程で一気に起こる。
・すなわち、それらは構造の布置がもたらす出来事であり、漸進的な過程などではない。
・構造そのものには了解可能な意味はなく、どんなナラティブとも無関係である。

ラカンの精神病理解の基本的な枠組みがここで成立したと考えるなら、ラカン理論が構造主義的な傾向を強めていくとともに、過程論が排除されていくのも当然のなりゆきだったのかもしれません。

「プロセスを信じなさい」

いっぽうオープンダイアローグは、まさにその「過程」に注目します。対話がケアや治療として機能するとすれば、それが一つの過程だからです。これをprocess-orientedといい、goal-orientedの対義語とされています。

たしかに対話実践は目標設定をしませんし、改善や回復が起こるとしても、それは過程の一部としての副産物ないしオマケのようなものとされています。

そう、回復や社会参加はゴールではありません。人生にゴールがないように、対話にもゴールはありません。いまや私たちは、対話のなかで起きる変化を、すべて過程としてとらえようとしています。**その過程を促進し、みずから過程に積極的に巻き込まれることこそが、対話実践における治療者の役割**、ということになります。

ヘルシンキでオープンダイアローグのトレーナーズトレーニングの研修を受けた最初の精神科医、森川すいめいの著書『感じるオープンダイアローグ』[9]に、次のようなくだりがあります。

彼は研修のために出国する直前、妻からビタミン剤を無理に持たされました。彼はそういうものが嫌いだったので断ったのですが、妻は強引に押しつけてきたといいます。しかし森川は嫌な感じはしなかった。むしろその行為に「家族」を感じ、それが嬉しかったと研修の仲間に告白し、みんなから祝福されます。このとき森川は、はじめて自分自身を祝福できました。それは彼にとって、人生のプロセスを一つ進めることにつながった、というのです。

森川は研修で〝Rely on Process〟という言葉を繰り返し聞いたそうです。プロセスに依拠しなさい（信じなさい）ということ。これは研修生がみずから変わっていくプロセスを尊重し、ダメ出しや助言でプロセスの邪魔をしない、ということを意味します。

トレーニング中に森川に子どもが生まれたとき、彼は講師のセイックラにアドバイスを求めました。するとセイックラは驚いた顔で「何を言ってるんだ。君の大切なプロセスを、僕が奪うことなんてできないよ」と答えたそうです。

同書のなかでももっとも印象に残るこのくだりに、「プロセス」への絶大な信頼がはっきりと見てとれます。

オープンダイアローグにおけるプロセスとは

しかし、「プロセス」という言葉は、それが素朴な日常語でもあるため、わかるようでわからないというもどかしさがあります。この言葉の意義をもう少し立体化するために、セイックラとトム・アーンキルとの共著『開かれた対話と未来』[10]から、「プロセス」にまつわる箇所をいくつか引用してみましょう。

あいまいさに耐えることは、医師にとってはしんどいことです。医師に限らず専門家というものは、プランとプロセスに責任を負い、確実なコントロールを追求すべく訓練されてきたわけですから。しかし対話実践にかかわる者は、もはやプランをコントロールする必要はありません。そのかわり、一瞬一瞬に進行していく相互プロセスのなかに参入することを目指します。なんらかの方法論や介入のパワーによってプロセスをコントロールしようとするような専門家は、とうに用済みというわけです（同書四七頁）。

ここでは「不確実性に耐える」ことの重要性が述べられています。**専門家はコントロールを手放して、プロセスに積極的に巻き込まれたほうがよい**、という助言でもあります。

この手法は、すべての治療プロセスが個別的なものであり、患者個々人の変化しつづけるニーズに応えるべきだという点を強調するものでした（同書九八頁）。

ユーリョ・アラネンらが開発した、オープンダイアローグの前身ともいうべきサービスである「ニーズ適合型治療」について述べた箇所です。ヤスパース（あるいは中井）が述べたように、発病や寛解には一般化可能な過程を想定すべきではない、とも取れます。**すべての過程は個性的であると同時に、患者のニーズも過程のなかでどんどん変化していく**、という重要な指摘です。ニーズは構造論的に、つまり宿命的に決定づけられるとするラカン理論とは対照的です。

> 新しい〝危機‐解決〟志向において、適切な治療プロセスから得られた結論を示しましょう。オープンダイアローグ・アプローチの原則の正当性は、専門家のためのガイドラインとしても使えることによって担保されています。その七つの原則は以下のように要約できます（同書一〇六頁、傍点斎藤）。

オープンダイアローグの七原則は次の通りですが、すでにいろいろなところで紹介されていますので、具体的な説明はここでは省略します。

①即時対応
②社会的ネットワークの視点を持つ
③柔軟性と機動性

④責任を持つこと
⑤心理的連続性
⑥不確実性に耐える
⑦対話主義

じつのところ、私はこの原則に少し不満がありました。たとえば「患者のいないところで患者の話をしない」といった、オープンダイアローグの根幹にかかわるルールが含まれていないこと、議論や説得が好ましくないことや、ポリフォニーの重要性が強調されていないこと、などです。

しかし「プロセス」について詳しく検討してみて、ようやく腑に落ちました。**じつは七原則とは、よいプロセスが生まれるための条件として絞り込まれているのではないか。**

そう考えてみれば、「即時対応」は発症直後にかかわることでプロセスを深くするためでしょうし、「社会的ネットワーク」の強調は関係者をプロセスに巻き込むためでもあるでしょう。ニーズに柔軟に応えつつ、責任を持ってかかわりの連続性を維持することは、プロセスの不用意な中断を予防するうえで重要な意味を持ちます。また、「不確実性」の大切さを理解することで、プロセスをコントロールしたい気持ちは緩和できるでしょう。

プロセスを尊重する。この言葉は、具体性が乏しいこともあって、それが正しいことは理解できるがその重要性はぴんとこない、という印象を持たれやすいように思います。しかしセイックラとアーンキルは同書の二三五頁以降で、そうした印象論にとどまることなく、プロセスの解析方法を具体的かつ詳細に論じています。

すなわち、セッションの対話のなかで「優位性」がどのように移行したか、誰が何について応答し何に応答しなかったか、発言はどのように応答されたか、身体言語などに含まれる暗黙知をどう考慮するか、対話で使用される言葉が象徴的な意味を持っているか……等々です。

プロセスを尊重するための五つの要素〝SPORN〟

これに関連して、私が対話実践で重視している五つの要素である〝SPORN〟について説明しておきましょう。これはまさに、患者のプロセスを尊重するための要素でもあります。

「S」は Space、すなわち余白を意味します。オープンダイアローグでポリフォニーが大切にされるのは、ハーモニーよりも隙間、余白が多いからです。この余白において、人は主体性や自発性を回復すると考えられます。

「P」はもちろん Process ですね。Pace すなわち変化の「速度」としていたこともあります。当事者のペースを尊重し、むやみに背中を押さないように、という意味で。

「O」は Opportunity、すなわち「機会」です。どんな出来事、アクシデントをきっかけにして変化が起こるかはその人しだい、ということでもあります。そう考えるなら、機会の邪魔をするのはもちろん、わざと機会を作ることも好ましくないことになるでしょう。

「R」は Route です。当事者の選択したルートがあまりに遠回りに見えたり、逆にショートカットすぎると感じたとしても、どのルートを選択するかは当事者が決めるほうがよい。これは理念ではなくて、経験則からもそういえます。

「**N**」はNarrativeです。当事者がプロセスを振り返って、それをどのように物語るのか。それもまた当事者の主体性に委ねられるのです。

変化のプロセスは、すみやかに、正しい方向へ進められるべきだという立場からは、アドバイスや説得がなされやすい。この立場をとる人々はいうでしょう。「教えてあげなければ、ずっとわからないままになってしまう」と。

しかしセイックラがいうように、「教える」ことはプロセスを奪うことにもつながるのです。かつて対話実践を経験したあるクライアントの言葉を引用するなら、「**指示や説教が当事者の力を奪う**」ということです[11]。ひきこもり事例（に限りませんが）に就労をうながすことがなぜ有害無益なのか、この言葉は端的に示してくれています。

指示や説得、アドバイスは、しばしば一方通行のモノローグの構造を固定してしまいます。対話実践は治療チームも患者チームも、そのプロセスからそれぞれに学び判断することを可能にするのです。

過程を一口で語れば「逆説」になる

以上で、プロセスの重要性のおおよそのところは理解されたと思います。

ところで、ここまでの議論を読んで、ちょっと困惑気味の読者もいるかもしれません。この著者は前章まで、没落したポストモダン理論をサルベージ（救出）して、ラカン派に代表される否定神学的な議論の価値を再評価したい、とか意気込んでいたはずだ。それなのにこの章から急に〝ラカン・ディス〟がはじまったのは、いったいどういうつもりなのか、と。

この至極もっともな疑問に答えておきましょう。

何度か繰り返し述べてきたように、私は臨床家として、もはやラカンに依拠することはできません。しかしそれは、否定神学的なロジックをまるごと捨て去ることまで意味しているわけではありません。ただ、その有用性はかなり限定的なものであることを踏まえ、その限界を理解することが臨床的にも有意義であると考えているのです。

私はここで、一つの仮説を提示したいと思います。それは**「過程」を横断的・無時間的に語ろうとすると、それはしばしば「逆説」になる**、ということです。どういうことでしょうか。

ことわざを例にとるとわかりやすいかもしれません。ことわざでは、しばしば逆説的な言い回しが用いられます。「急がば回れ」とか「負けるが勝ち」とかがそうですね。

たとえば「情けは人のためならず」ということわざも、逆説的です。これは、他人に情けをかけることは巡り巡って自分に返ってくるという意味ですが、この一文のなかに「情け」の循環、という過程が織り込まれています。

あるいはラカン理論における逆説も同様です。

たとえば「主体は欠如を抱え込むことで主体化する」という考え方があります。ラカン的にはもっと小難しく「主体はランガージュに外在する」などといいますが、おおむね同じことを言っています。主体というものが固有の実体を持たず、構造に穿《うが》たれた欠如としての位置づけを持つ、ということを横断的・無時間的に切り取って説明すると、このような言い回しになるわけです。しかし実際には、その背景に主体が欠如態になっていく過程が織り込まれています。たとえば主体は、象徴界という言語システムに登録されることで人間になる（主体化される）わけですが、言語の獲得はどう考えても漸進的・段階的な過程です。ただ事後的には「一挙に成立する」「不連続な過程である」といいたくなる程度には、急速に進む過程ではあるでしょう。

「欲望は他者の欲望である」についても同様に説明できます。ラカン理論では欲望の原因は象徴的なものであり、すなわち象徴＝言語＝他者ですから、それを横断的・無時間的に切り取ればこうした言い回しになる。

しかし、言語の獲得が漸進的な学習過程であることのみならず、欲望が欲望として理解されるにもそれなりに時間がかかります。子どもの欲望が象徴的な意味を持つのは、少なくともそれが他者によって見出され、欲望として扱われるという漸進的な過程が必要です。

その**過程を捨象して命題化しようとすれば、このような逆説形式になる**のは当然ともいえます。

ノープランだとうまく行く理由

もちろん逆説は、精神分析の専売特許ではありません。オープンダイアローグもまた、いくつもの逆説によって支えられています。そもそもオープンダイアローグはケアのための手法・

システムでありながら、治療や改善、結論や決断を目的としていません。そうした意図を捨てることによって、逆に患者はより主体的に、治癒や決断に至りうることが経験的に知られているからです。

こうした逆説の最たるものが「**不確実性に耐える**」でしょう。前もって一切プランを立てず、過去のデータも参照せず、結果を評価せず、ただ目の前の対話のプロセスに没頭せよ、ということ。不確実性に耐えられないからこそ、私たちは予測し、計画を立て、過去に学び、結果を評価しては次の予測に役立てようとします。そのすべてをやめてしまおう、というのは、なかなかに大胆な原則ですね。

これもそもそもは、ノープランで対話に没頭するほうが、なぜかうまくいくという経験則に依拠した原則だったと推測できます。患者を対象化して操作的に向き合うのではなく、対話の過程を通じて患者ネットワークと一体化すること。目的をわきに置いて対話の過程に委ねることで、よりよい方向性を、患者とともに創造すること。

この逆説をまとめていえば「**意図や目的を〝捨てる〟ことで、意図や目的は達成できる**」ということになります。

ここで「捨てる」を爪括弧でくくったのは、本当に捨てるわけではないからです。たとえばオープンダイアローグにおける「治療チーム」や「治療ミーティング」という言葉が示すように、「治療」そのものが完全に捨象されているわけではない。それが患者の自宅か病院かにかかわらず、「治療ミーティング」の場そのものが、じつは「治療という目的」を担保してくれています。

つまり対話実践において治療チームは、目的をいったん「場」に預けることで目的の追求をやめられている。**「場」は過程が生成するためのフレームですから、治療チームは治療という目標をフレームに担保させる**（＝捨てる）**ことで、フレーム内において過程にすべてを委ねることができる**のです。

つまり、この巧妙かつ洗練された治療構造があってこその「過程」であると、筆者は考えているのです。

6 逆説・プロセス・システム

チェスタートンの逆説

過程を言葉にすると逆説になる。それが前章での結論でした。とはいえ、これだけ書いても何のことやら、わかりにくいですよね。

前章でも触れたように、ことわざや箴言《しんげん》は逆説の宝庫です。なかでも鮮やかな逆説的箴言で知られるのは、イギリスの作家で批評家でもあったギルバート・キース・チェスタートンでしょう。ミステリファンには「ブラウン神父」シリーズで有名ですね。彼は否定神学を意識したとしか思えない箴言を、数多く遺《のこ》しています。たとえばこんなふうに[▼1]。

・徹底的に現世的な人々には、現世そのものを理解することさえできぬものだ。
・狂人とは理性を失った人のことではない。狂人とは理性以外のあらゆる物を失った人である。
・自らの五感を信じることのできぬ人間は、五感以外の何物も信じることのできぬ人間同様狂人である。

いささか極論ではありますが、まさに言い得て妙、といった趣がありますね。特に「狂人と理性」についての言葉は、妄想についての注釈として悪くありません。妄想の体系は、発端が間違っている点を除けば、きわめて理づめで合理的に構築されることがあるからです。ただ、昨今の妄想はそこまで精緻なものは少なくなりました。かつて壮大な妄想体系を構築していたパラノイア患者などには該当したかもしれません。あと、この言葉は偽科学など一部のオカルト理論にも当てはまりますね。

ちなみに、私がいちばん好きなチェスタートンの箴言は以下のものです。

> 現実の人間の歴史を通じて、人間を正気に保ってきたものは何であるのか。神秘主義なのである。心に神秘を持っているかぎり、人間は健康であることができる。神秘を破壊する時、すなわち狂気が創られる。▼2

この言葉には、こんな注釈が続いています。

「平常平凡な人間は、いつでも神々を疑う自由を残してきた。しかし、今日の不可知論者とちがって、同時に神々を信ずる自由も残してきた。大事なのは真実であって、論理の首尾一貫性は二の次だったのである。かりに真実が二つ存在し、お互いに矛盾するように思えた場合でも、矛盾もひっくるめて二つの真実をそのまま受け入れてきたのである。人間には目が二つある。二つの目で見る時はじめて物が立体的に見える」

つまり、**理性主義と神秘主義は、ともに現実を立体的にみるために欠かせない**、ということになります。この言葉が逆説的に響くのは、「オカルト（神秘主義）にハマると正気を失う」という社会通念に反するように見えるからです。

しかし、ちょっと私たちの日常を振り返ってみましょう。

正気のつもりの私たちも、神社ではお賽銭《さいせん》をあげたり、ちょっとした験《げん》を担いでみたり、観光地ではパワースポット巡りをしたりと、日常的にオカルトをつまみ食いしていますよね。それを非理性的行為として批判する人もいますが、じつはそうした営みこそが、日常の正気を支える行為にほかならない。少なくとも私はそう考えています。

理性と非合理の相補関係

もう少し連想を広げてみましょう。

みなさんは、ノーベル賞級の科学者の多くが、敬虔なクリスチャンであることを不思議に思ったことはないでしょうか。ガリレオ、パスカル、ニュートンからハイゼンベルクに至るまで、彼らは敬虔なクリスチャンでもありました。日本の精神科医でいえば、加賀乙彦、土居健郎、中井久夫らはカトリック信者でした（中井は晩年に受洗）。

一見きわめて理性的、合理主義的なはずの彼らがなぜ信仰を維持し得たのか。中井久夫は受洗の理由を聞かれて「便利だから」と答えたそうですが、この回答は奇しくも数学者ジョン・フォン・ノイマンの「たぶん神はいる。いるほうが、いないよりも、いろんなことが説明しやすいから」という言葉を連想させます。

この謎についてはさまざまな解釈が可能ですが、私はつまるところ、彼らが「**理性の最終的な拠り所は非合理である**」と考えていたように思われてなりません。ここにも否定神学的な構図が見てとれます。否定神学的な信仰、などというとまるで逆説の自乗みたいですが。

健康とは矛盾する二者が両立していること

話を戻すと、さきのチェスタートンの言葉は、中井久夫の次の言葉を連想させます。

自己は世界の中心であると同時に、世界の中の一人あるいは一部であるということです。
この二つのことを同時に感じることが精神健康の目安のひとつです。[3]

ちなみに、ほかの「精神健康の目安」として、「まとめる力とひろげる力（の共存）」と「内界と外界の区別」があげられています。

自分を「世界の中心」におくこと。これは誰もがしていることですが、もちろん客観的事実ではありません。いっぽう、自分はこの広大な世界のなかのちっぽけな存在である、という認識、これは客観的事実に近くはありますが、この認識だけでは「生きる意味」や「生きる意欲」にはつながらないでしょう。

健康な人は、多かれ少なかれ自己を中心とした認識野のなかで生きていますが、同時に自身を世界の一部と見なすような俯瞰的な視点もあわせ持っている。どちらか一方が真実というわけではなく、**二つの認識のバランスこそが「精神健康」、チェスタートン流にいえば「正気」の条件となるのです**。

ちなみにチェスタートンは保守派の論客でしたから、ことのほかバランス感覚を大事にします。だから一部の左派にありがちな、主義主張や理屈で自他を縛るような先鋭化を「狂気」とみなしたわけです。これは、臨床よりもカリスマ的教祖の教説に忠実たらんと先鋭化していく臨床家もおそらく同断、ということになるでしょう。

中井の引用をもう一つ紹介します。

> 脳の影が精神であり、精神の影が脳である、あるいは脳から出発すればどこまでも脳で、精神から出発すればどこまでも精神です。出発点をどこにとるかです。[4]

これは脳科学に対する先鋭的な批判にして、もっとも優しい擁護の言葉でもあるでしょう。脳が精神の座であることは疑う余地はほぼありません。しかし私たちは、決して「精神」の外に立つことはできない。「精神」の内側から見る限り、脳は徹頭徹尾、外部的な存在です。そして、この二つは統合できません。少なくとも現時点では、精神と脳の質的な対応関係は、ほとんど未解明といえます。

このように、「脳」と「精神」が統合できず、乖離しているからこそ、「人間」についての理解は、かつて流行したような心理主義一辺倒に傾いたり、現在の脳科学ブームのように、「全部脳で説明できる」という方向に傾いたりする。しかし、どちらか一方が真実を占有しているわけではない。人間を「立体的」に理解するには、この二つの視点がともに不可欠なのです。なかば余談めきますが、この点についてはラカンもめずらしく中井に近い発言をしています。

アンリ・エーが誘惑にかられてどこかで主張していること（斎藤注：器質力動論のこと）とは反対に、神経組織の解剖学的分化と心的発現——たとえそれが知能のそれであろうと——の豊かさとのあいだには、下等動物における行動についての無数の事実が証明しているように、なんらの平行性もないという事実です（斎藤注：ハトの排卵、バッタの色など）。[5]

平行性がない、すなわち、精神のありようを脳の活動には還元できない、ということですね。ただしラカンは中井とは異なり、発達障害を含む器質性疾患についてはほとんど言及していません。彼が関心を向けるのはもっぱら心的装置の構造のほうですから、それは当然のことではあります。もっとも、だからこそ健康や回復のプロセスやバランスについては語りえなかったのかもしれませんが。

動的なプロセスとしての健康

「正気」、すなわち「精神の健康」を、ある種のバランスのとれた状態とみなすならば、「バランス」は単線的なゴールにはなり得ません。それは複数の動線がもつれて絡み合うなかから生じてくる**ホメオスタシス**（**定常状態**）であり、福岡伸一のいう**動的平衡**ともいえるでしょう。そこに成長の要素を加味するなら、**オートポイエティック**（**自己生成的**）**なプロセス**、とも考えられます。

精神分析は「病」を構造的に語ることはできますが、「健康」の構造は語れません。それは「健康」が非定形なプロセスにほかならないからでしょう。

じつは、この状況をとらえるうえで、うってつけの逆説的箴言があります。

変われば変わるほど変わらない。

一九世紀のフランスのジャーナリスト、ジャン＝バティスト・アルフォンス・カーの言葉です。もともとは社会が表層的には変化しても本質は変わらないことを皮肉る言葉とされていますが、私には「正気」の望ましいあり方を指す言葉のように思われます。

人の正気、あるいは同一性とは、ダイナミックに変化を遂げつつ、高次の安定に向かいつづけるプロセスそのものではないか。そのとき「変化」とは「不変」のための必須条件なのではないでしょうか。このプロセスを一言で切り取れば、こうした逆説的表現となるわけです。

ちなみに、この変奏がヴィスコンティの映画『山猫』で没落貴族がつぶやく言葉、「変わらずにいるためには、自ら変わらなければならない」で、これは小沢一郎が好んで引くフレーズだそうです。

豪腕で知られる政治家の信条と知ると、何やらきなくさい感じもしますが、だからこそ、そこには実践家向けの真実があるのだ、と解釈しておきましょう。

中井久夫の「プロセス」

もちろん「正気」ないし「健康」を動的なプロセスととらえる見方は目新しいものではありません。先に引用した中井久夫は、統合失調症の回復のプロセスを精緻に記述した「寛解過程論」で知られますが、彼は一貫して「プロセス志向」の人です。それは彼が精神を「構造」としてではなく「システム」として語っていたことと無縁ではありません。

ラカンのところで示した通り、**共時的な「構造」を語る人は、通時的な「プロセス」についてはかえりみない傾向があります**。

ここで「構造とシステムは違うのか」という疑問が出てくると思いますが、私の理解では、システムには構造が備わったものと、そうでないものがある。後者はすなわち、作動のプロセスがシステムそのものを更新していくようなタイプのものです。

中井久夫が構想していたシステムは、あきらかに後者でした。比喩的にいえば、構造はハードウェアで、システムはソフトウェアです。それも、学習しながら作動の形を更新していくAIのようなソフトですね。プロセスを語るうえで、構造よりもシステムのほうが向いているのは、そういう事情があります。

中井自身は理論の体系化をあえて避けていたせいか、独自のシステム論は展開しませんでしたが、サリヴァンの self-system 概念を解説しています。つまり中井はサリヴァンのシステム論を肯定的に評価していたと考えられます。以下、その一部を引用します。

> サリヴァンの self-system 概念は、「非自己」と認知した知覚、認知、表象、概念、観念等々の心理的アイテムを絶えず awareness（意識、覚知性）から外に汲み出し（解離し）、「自己」と認知したものを保存するシステムであって、この維持には絶えざる入力を必要とし、かつ、成長しつつ機能するというものである。[6]

異物を解離しながら内界と外界の境界を自己生成しつづけるという意味で、このシステム論は免疫学者・多田富雄が提唱した免疫系の**超システム**に似ています。[7] これは中井自身が、その類似性を指摘しています。[8]

ここで「内−外」「自己−非自己」といった区分を想定せず、システム内部の過程にのみ照準すれば、この理解はウンベルト・マトゥラーナとフランシスコ・ヴァレラによって提唱された**オートポイエーシス**にも近づくでしょう。

因果律の外へ

self-system の恒常性が、すなわちシステム論的な「正気」「健康」であるとすれば、その回復はどのように記述されるでしょうか。以下、中井の著作から治療について述べた箇所を引用してみます。

病気という一種の場をつくっているいろいろな媒介変数 parameters を、できるだけ本人の荷を軽くするような方向に変えられるものから変えていって、その結果、患者が浮上するというのが精神科の治療であり、しいて名づければ精神科の治療はパラメーター的な治療といえると思います。[9]

われわれのアプローチにはマスターキーはないだろうと思う。いくつかのものを組み合わせて解決していくこと、そして多くは偶然に支えられてやっているということ、しかし、偶然というのは活用しうるということ、思わぬところに良い芽が転がっていることがあるということ、悪い芽と思われていたものが、実はいい芽であったり、いいなあと思う芽が実はそうではなかったりするということ。[10]

いずれの言葉も、治療においては「AによってBが起こる」といった単線的で順接的な因果律は役に立たない、ということが前提になっています。

もっといえば、**これらの言葉は、ほとんどオープンダイアローグでいうところの「不確実性に耐える」を思わせます**。違いがあるとすれば、最初の文章には若干の操作的ニュアンスがある（悪い変数を取り除く、的な意味で）けれど、オープンダイアローグにおいては「悪い変数」といった判断すらなされないだろうという点でしょうか。

ただし中井は、統合失調症の治療においていちばん重要なものはと問われて「**運ですね**」と即答したくらいですから、不確かさに耐えることの重要性を知悉《ちしつ》していたことは間違いないでしょう。

中井が単純な因果律の害を想定していたことは、次の一文でもわかります。

> 患者に対する人間が因果思考を強化する態度に出ることは有害であると私は思う。われわれは、「なぜ」「どうして」ということばを患者に向けて使いすぎないであろうか[11]。

じつはこの一文は、オープンダイアローグ実践における注意喚起としても読むことができます。「なぜ」「どうして」は対話実践でもつい言ってしまいがちな言葉ではあるからです。

これらの言葉が、見かけ上はニュートラルでも因果思考を強めてしまっているという指摘は重要で、むしろ私たちは「なぜ、どうして」を禁欲することで、問いを豊かにできるのかもしれません。

オープンダイアローグではイエス／ノーでは答えられない「開かれた問い」を重視しますが、

その意味では「なぜ、どうして」も「閉じた問い」になりかねません。因果と動機を問う言葉を控え、過程と背景を問う言葉を用いる。「**なぜそれをしたのですか?**」ではなく「**どんなふうにそれが起きたのですか?**」など。

そのような問いの言葉は、私たちの臨床にも豊かな味わいとニュアンスをもたらしてくれるでしょう。

あまのじゃくな治療空間

それでは、肝心の逆説についてはどうでしょうか。

治そうと思うと治らないというジンクスは昔から有名である。[12]

これは中井の名言というよりは、昔から臨床の知恵として伝えられてきた言葉です。治したい、自分が治す、という強い思いが、ときに反作用をもたらして治療の過程を妨げるということ。対話実践に通じる逆説としては、これが筆頭格でしょう。

ここでは「治そう」という思いから「治らない」という結果に至るまでの過程が省略されています。その複雑な過程をひとことで言いあらわすと、この逆説になるのです。

「なんとしても自分の手で治したい」と強く思うとき、人はしばしば単線的な因果律のとりこになってしまいます。もしも治療が、固い岩盤をひたすら穿《うが》つような単純な過程で前に進むようなものであれば、「治したい」というシンプルな意志にも意味があるでしょう。しかし中井も指摘するように、病からの回復過程は複線的なプロセスであることが多く、結果が原因にフィードバックするような円環的因果律がしばしば作用しています。

こうした複雑系のシステムにとって、シンプルな治療への意志がシステムの作動を邪魔する要因になるであろうことは想像に難くありません。オープンダイアローグにおいて、ひとまず治療への意志をわきに置き、プロセスを信頼し、目の前のプロセスと一体化することが推奨されるのは、プロセスの流れを乱さないことが第一に求められるからでもあるでしょう。

治療に関する逆説の引用を続けます。

> 多少治療に抵抗する患者のほうが長期的予後がよいことが多い。[13]
>
> 入院すると「処遇困難」になるが、社会にいると何とかやっていける患者もいるであろうことを頭に留めたい。[14]

これらの言葉は、扱いにくい患者の「扱いにくさ」こそが、治療のプロセスにおいてはリソースになりうることを示唆しています。いわゆるストレングス・モデルにおける「強み」には、健康度や人間関係などのポジティブな要素があげられることが多いのですが、一見マイナス要因にみえる「治療への抵抗」や「処遇困難」といった要因もまた「強み」になりうるという「逆説」です。こうしたことが起こりうるのも、治療プロセスが複雑系システムであることとと関係するでしょう。

見てきた通り、**治療者が「治そう」と力めば治りにくくなり、患者が「治されまい」と抵抗すれば治りやすくなるというあまのじゃくな空間、**それが複雑系システムとしての治療プロセスなのです。治療にまつわる言葉の多くが逆説の形をとるのも無理からぬところではあるでしょう。

> いかなる妄想に対しても、もしその状況にわれわれが置かれたらどのように感じるかという意味での状況的エンパシー situational empathy はつねに可能である。[15]

妄想とは教科書的には「訂正不可能な誤った信念」を指します。しかし「了解不能」、とおきまりの言葉を安易に用いて理解を放棄すべきではありません。「誰かに監視されている」とか「匿名の相手から電磁波で嫌がらせを受ける」など、もしその妄想と同じ状況に置かれたら、自分はどう感ずるか。そこを想像してみることで、状況的エンパシーは可能になるでしょう。

この言葉は強い逆説ではないかもしれませんが、**妄想には共感できない、共感する意味はないといった臨床家の「常識」を前提にすれば逆説的**ですし、治療プロセスへの参入をエンパシーによって容易にするという意味では、プロセス志向でもあります。

対話が持つ逆説の治療機序

さて、ここまでのところで見えてきたオープンダイアローグの治療機序を考えてみましょう。それはおそらく、対話の場におけるポリフォニーが無数の治療的パラメーターや偶然を呼び込むことによって治療プロセスを促進し、「精神的健康」という名の自己システムの作動を賦活する、といった記述になるでしょう。それはそれで説明としては悪くないと思いますが、まだ問題が残ります。

なぜ対話なのか?

つまり対話であることの必然性が、まだここには欠けているのです。オープンダイアローグが歌でも運動でも作業でもなく、声と言葉を用いた対話であることの必然性。この点について、あらためて問われなければなりません。

ここでふたたび、冒頭に引いたチェスタートンの言葉に戻ってみましょう。ただし今度は、よく知られた訳のほうで。

> 人を正気たらしめてきたのは、何あろう神秘主義である。神秘主義の功績、それは即ち人は理解し得ないものの力を借りることで、初めてあらゆるものを理解することができるということである。

ここでいう「理解し得ないものの力」として「神」を想定すれば神秘主義になりますが、「無意識」や「ファルス」を想定すれば、本書で一貫して扱ってきた否定神学になります。理性の外部、認識の外部を想定することで、世界がよりよく理解されうるということ。ここには、先に述べたような、理性と非理性のバランスが大切、ということに限定されない、もっと根源的な逆説があるように思われます。

それはおそらく、対話（言葉）そのものがはらんでいる逆説と重なります。なぜなら対話（言葉）には、多くの相矛盾する機能があるからです。

たとえば対話には「**親密さと距離感をともに与える**」という機能があります。これは対話実践において、治療チームと患者チームのあいだに親密な空気は生まれますが、決して共依存的な密着にならない事実からもいえることです。私はこの機能を「**切断しつつ包摂する**」と、より抽象的に表現することもあります。

あるいは、治療のプロセスで患者がつらい体験を語り、回復した後にその体験を語ったことすら忘れてしまう、ということがあります。これは「**洞察とともに忘却させる**」機能によるものでしょう。さらには「**告白とともに隠蔽する**」機能もあります。

これらの逆説的な諸機能もまた、オープンダイアローグの治療機序に深く関連していることは間違いありません。

7 バフチンにおける対話と「プロセス」

なぜ「対話」なのか

前章では逆説的な箴言を数多く遺したチェスタートンからはじめ、中井久夫の箴言がいかにプロセス志向であったかを検討しました。あらためて読むと、中井の著作にはオープンダイアローグの基本原則に通じる内容が数多く含まれています。これについては、第11章であらためて論じます。

ちなみに最近読んだ韓国のベストセラーエッセイ『あやうく一生懸命生きるところだった』[1]は、タイトル通り「努力」「我慢」などをやめても幸せになれるよ、という趣旨の本ですが、その根底には「ゴール志向」をやめて「プロセス志向」になろう、という主張があります。著者は「物語中毒」というくらい映画や小説が好きらしいのですが、「物語」に「プロセス」というルビが振ってあったのには虚を衝かれる思いがしました。

私には物語を「見出し」や「あらすじ」で理解したいという抜きがたい志向があるのですが、これは私自身が本質的に「ゴール志向」人間であり、だからこそオープンダイアローグ実践に惹かれたのだということがあらためて認識できたのです。

さて、この章では「なぜ対話なのか」を検討したいと思います。

単にプロセスを促進するだけならば、その手段として、対話だけに限定する必要は必ずしもありません。ダンスでも作業でも、あるいは音楽や絵画などの手法でも、プロセスに寄与しうるはずです。

なぜ対話だけが特権的な手段なのでしょうか。現時点での私の仮説は、次のようになります。**対話（言葉）だけが持っている否定神学的な要素、**これこそが重要な意味を持つのではないか。

プロセス志向の危うさ

これまでのところ、私は一貫して「プロセス志向」を持ち上げてきました。しかしもちろん、プロセスに任せていればすべてがうまくいくわけではありません。典型はいわゆる「共依存」のような関係性です。

ひきこもる子が生活全般を親に依存し、親は「私がいなければこの子はどうなってしまうのか」という世話役にしがみついてしまう。こうした関係性は、ひきこもりに限らず、依存症やDVなどにもみられる構図です。また、同様のことは治療者と患者とのあいだでも起こりえます。いわゆる〝ニコイチ〟という関係ですね。

こうした関係は、単にプロセスに委ねるだけでは容易に長期化します。ひきこもりの場合、その関係が数十年に及ぶこともあります。共依存関係は一種のホメオスタシス（恒常性）をもたらすので、非常に安定したシステムを形成してしまう。

興味深いのは、こうした関係は長期化するほど、対話の機会がどんどん減っていくことです。悪い意味での「以心伝心」的な関係――しばしば投影的な「思い込み」ですが――が強化され、対話の必要性がなくなっていく。これも一つのプロセスといえるでしょう。

ここで唐突に話を広げるなら、「プロセス志向」は、組織や国家の運営には一般的に不向きです。

太平洋戦争における敗戦の要因を分析した名著『失敗の本質』[▼2]からは、当時の日本軍がいかに悪い意味での「プロセス志向」であったかがうかがえます。失敗の大きな要因として「グランド・ストラテジーの欠如」が指摘されていますが、これは要するに、大目標すなわちゴールをきちんと設定し、その目標に向けて資源を集中し、手段を調整していくような合理的な方針が欠けていたことを意味します。

日本軍の会議では空気が支配し、作戦の決定には属人的な要因が幅を利かせ、長期戦略よりは短期決戦が重視されたといいます。平たくいえば、大和魂と気合いがあればそのうち神風が吹くだろう、という根拠なき楽観主義です。「いまここ」の過程に集中することと、根拠の曖昧な楽観主義は、治療においてはプラスの作用が期待できますが、組織戦略としてはマイナス要因になりやすいのかもしれません。

ちなみにこうした日本軍の体質は、令和の現代においても多くの企業や官公庁において連綿と受け継がれているという指摘があります。たしかに東日本大震災における原発事故処理の拙劣さやブラック企業の体質などには、そうした名残りが見てとれます。

一般に日本社会は、**組織においてはプロセス志向、個人の処遇に際してはゴール志向が強い**のではないでしょうか。個人については患者に限らず、教育現場がそうですね。受験という目標が最優先で、「過程を楽しむ」ことはあまり尊重されていないという抜きがたい印象があります。

ともあれ、以上見てきたように、すべてのプロセスを肯定することはできません。当然といえば当然のことですが。

対話はプロセスを正常化する

ならばなぜ、治療においてはプロセスを重視するのか。

共依存の例で示したように、個人レベルでもプロセスがつねによい結果をもたらすとは限りません。重要なことは、対話がプロセスを促進する、ということです。

私は「**対話にはプロセスを〝正常化〟する力がある**」と考えています。このとき、オープンダイアローグがそうであるように、対話のゴールや目的は必要ありません。ただ、対話ができる限り長く続いていくことを目指す。それで十分です。

私はおよそ三〇年前から、ひきこもりの子どもに対する接し方の基本に「会話」や「雑談」を推奨してきましたが、それが実践できた家庭ではおおむねよい成果を得られています。ですから、ひきこもりにオープンダイアローグを応用してみようという発想は、私には自然なことでした。対話的プロセスには、そのような潜在力があると考えてよいでしょう。

前章でも述べたように、対話には「切断しつつ包摂する」という機能があります。オープンダイアローグの場面は基本的には包摂的です。しかし不思議なことに、個人精神療法で起こりがちなような、治療者と患者の共依存関係はほとんど起こりません。

親密さと距離感が同時に醸成されるとでも言いましょうか。これが共依存的な関係を予防してくれるので、治療チームは「治療的中立性」(＝ポーカーフェイス)などにはあまりこだわらずに、自然に感情を表出したり、プライバシーを開示したりできるのです。

なぜ依存関係になりにくいのか。

いちばんの要因はオープンダイアローグの場面が「密室」ではないためでしょう。密室での非対称な関係が、転移の、ひいては依存の温床ですから。

それではなぜ「密室」が生じにくいのか。現時点でいえることは、**「複数の声」が織りなす「ポリフォニー」に鍵があるのではないか**、ということです。

ポリフォニーは余白 space をもたらすとされますが、これが親密さを壊さない程度の距離感にもつながるのでしょう。一定の距離感を維持したままでの親密さが維持されるのは、こうした理由からではないでしょうか。

ポリフォニーと「対話的存在論」

さて、ここから先は、主にミハイル・バフチン（一八九五－一九七五年）による「対話」について記していきます。

オープンダイアローグの基本原理が、ロシアの思想家であるミハイル・バフチンに多くを負っていることは、よく知られています。とりわけ「ポリフォニー」はバフチン由来の言葉として有名ですね。セイックラの著作にも、バフチンの言葉が数多く引用されています。最近になって、バフチン思想の専門家である桑野隆が『生きることとしてのダイアローグ』[3]を出版しました。同書はバフチンの膨大な思想のなかから、対話に関する部分を抽出し、ていねいな解説を加えたものです。桑野はセイックラの著書『オープンダイアローグ』[4]や拙著『オープンダイアローグとは何か』[5]も参照しており、対話実践に取り組むうえでも示唆に富む指摘がなされています。

以下は同書の記述を中心に、バフチンの思想について検討していきましょう。

バフチンの代表作はいうまでもなく『ドストエフスキーの詩学』[6]ですが、彼はドストエフスキーの長編小説が他の小説に比べて突出した特徴を持っていることを指摘しました。たとえば次のように。

> 自立しており融合していない複数の声や意識、すなわち十全な価値を持った声たちの真のポリフォニーは、じっさい、ドストエフスキーの長編小説の基本的特性となっている。作品のなかでくりひろげられているのは、ただひとつの作者の意識に照らされたただひとつの客観的世界における複数の運命や生ではない。そうではなく、ここでは、自分たちの世界をもった複数の対等の意識こそが、みずからの非融合状態を保ちながら組み合わさって、ある出来事という統合状態をなしているのである。▼7

バフチンによれば、ドストエフスキー以外のほとんどの小説においては、登場人物は作者の分身であり、それゆえに作者と登場人物は対等ではありません。だから通常の小説においては、自立した登場人物同士の「対話」が存在せず、その意味では大作家トルストイの小説ですら「モノローグ小説」などと呼ばれることになります。

これに対してドストエフスキーの長編小説においては、登場人物も作者もそれぞれが自律した世界を持ちつつ、溶け合うことのない対等の意識として「対話」が成立している。こうした特徴を指してバフチンはドストエフスキーを「ポリフォニー小説の創始者」としています。

このような発想は、バフチン独特の「対話」思想にもとづいています。それを象徴するのが、次の引用です。

> 在《あ》るということは、対話的に交通するということなのである。対話がおわるとき、すべてはおわる。したがって、対話はじっさいにはおわることはありえないし、おわるべきでな

い。[8]

つまり「**対話＝存在**」という、かなり過激な考えですね。対話的存在論とでも言いましょうか。この思想はバフチンの、すべての人間は未完結・未完成な存在であるという考え方と不可分です。人はつねに対話のなかで生成しつづける存在であり、それは人が、永遠に未完成の存在であることを意味するからです。

だから当事者を、本人不在のままで論評すべきではない、とバフチンは述べています。たとえば次のように。

人間のうちには、本人だけが自意識と言葉による自由な行為のなかで開示できるなにかがつねに存在しており、それは、当事者不在のまま外面化してしまうような定義ではとらえ切れない。[9]

ここでいう「外面化」とは、本人の悪い意味での客観的な印象を固定してしまうことを意味しています。そのような外面化は、対話のなかで存在が生成する過程をさまたげます。

「**本人のいないところで本人の話をしてはいけない**」は、オープンダイアローグにおける最重要原理の一つですが、それは倫理的な要請であるばかりか、対話的な要請でもあるということ。別の場所でバフチンは「当事者不在の真実」は、当事者にとって「致命的な虚偽」となるとも指摘しています。[10]

「キャラが勝手に動き出す」のではない

ここまでの議論を踏まえて、もう一度「ポリフォニー小説」の特徴を見てみましょう。作者は作品のなかに客観的な世界を構築し尽くすわけではありません。登場人物は先ほども述べたように、それぞれの世界を持っており、「その本来の完結不能性（そこにこそ他者の意識の本質があるのだ）の状態で再現している」[11]としています。

ドストエフスキーは、登場人物それぞれを、独立した歴史と世界を背負ったキャラクターとして設定したわけではありません。**ポイントは、単一のキャラクター的同一性に還元されない登場人物の未完結性にあります**。だからこそ作者は、登場人物たちと「極度に張りつめた大いなる対話的能動性」[12]を持って対話しなければならない。この緊張が緩むと、ただちに作品世界はモノローグ化してしまうからです。

このとき作家は登場人物と「気をゆるめることなくむすびつきながらも、距離を保とうとする」[13]必要があります。この指摘は、「**親密さと距離感をともに維持する**」という対話の機能そのものです。

お気づきのようにドストエフスキーは、登場人物のキャラクターを固定しません。だとすれば彼は、作品中で「キャラが勝手に動き出す」ことを許容しなかったはずです。多くの小説家や漫画家は、まず「キャラを立てる」ことをことのほか重視します。それは一つには、十分に練り上げられたキャラは自律性を獲得し、勝手に動いてストーリーを進めてくれるからです

（そうした創作法を批判しているわけではありません）。
ならば、こうした自律性を獲得したキャラたちの対話は、ポリフォニーと呼べるでしょうか？ ここにも興味深い逆説があります。キャラの自律性は、キャラの完結性が基本的な条件となります。そうだとすれば、作中のキャラの行動も対話もすべて、そのキャラのキャラらしさを再帰的に強調するための要素になってしまいます。ということは、**キャラが立っており自律的であればあるほど、そのキャラは「未完結性」とは無縁であり、ポリフォニー小説の構成要員たり得ない**、ということになるのではないでしょうか。これを言い換えるなら、完結した自律的なキャラほど、作者の分身に近づくとも考えられます。

そういう意味でポリフォニー小説の駆動原理は、キャラの自律性などではなく、作家自身がそれぞれのキャラに向けて発揮する「対話的能動性」にほかなりません。自律性を持ったキャラは、どこか予定調和的な結末に向けて自動的に進んでいくような印象があります。しかしポリフォニー小説のキャラたちは、作家との対話を通じて緊張感のあるプロセスを作り出し、そこに読者も巻き込んでいるようにも見えるのです。

無意識はモノローグ

バフチンはフロイトの業績を高く評価しながらも、「無意識」概念については否定的でした。彼は無意識の深みよりも、意識の深みを重視します。意識の深みとは意識の高みであり、「意識は、いかなる無意識的な複合体《コンプレックス》よりもはるかに恐ろしい」[14]とまで述べています。そのうえで、作品のフロイト的解釈、すなわち精神分析はモノローグ的であり、意識の深みに迫るためにはポリフォニーによるほかはない、としています。

かつて精神分析、とりわけラカン派の理論に親しんだ経験からいえば、無意識の全否定には抵抗がないわけではありません。とりわけトラウマや反復強迫の存在を、無意識概念抜きで説明するのは難しいのではないでしょうか。ただ確実に言いうることは、バフチンが指摘する通り、無意識に対する精神分析的アプローチには、多分にモノローグ的な性質があるということです。

たとえば「転移」とその「解釈」には、クライアントからのリアクションも織り込まれているとはいえ、基本的には精神分析家のモノローグの産物ではないでしょうか。分析家の「解釈」をクライアントが受け容れないことが「抵抗」と呼ばれたりするのも、そのためでしょう。

無意識の存在を否定するか肯定するかとは別に、対話実践のあらゆる過程が意識的なものであることを前提にしなければ、ポリフォニーそのものが成立しなくなるでしょう。無意識そのものには、対話もポリフォニーもありません。つまり**対話実践に際しては、無意識を前提とする意味がほぼない**とも考えられます。

それでは、無意識ではない意識の深みとは何か。いささか難解な気もしますが、ここでバフチンが「意識」や「真理」についてどう述べていたかを見ておきましょう。

「意識は本質的に複数からなるのである。意識には複数形しかない」[▼15]とバフチンは言い、いかなる意識も他者なしにはありえないとしています。これは存在すなわち対話であるという彼の命題から容易に導かれる結論でしょう。

それでは「真理」についてはどうでしょうか。バフチンはドストエフスキーの言葉を借りて「真理は、ひとつの意識の中におさまりきれない」[16]としています。そのうえで真理は、対話の過程において明らかにはなるものの、つねに部分的かつ発展途上であるとみなされています。そうだとすれば、意識の深み＝真理に接近するためには、ポリフォニックな対話を通じて、ということになります。

それでは、主体に変化をもたらすような言葉とは、どのようなものでしょうか。バフチンはそれを「内的に説得力のある言葉」[17]としています。それは「自己の言葉」と緊密に絡み合うような、なかば自己の、なかば他者の言葉です。またそうした言葉は、「自立した思考と自立したあたらしい言葉を呼び起こし、内部からおおくのわれわれの言葉を組織する」[18]とあります。

ここで「内的に説得力のある言葉」とは、オープンダイアローグにおける共有言語を指しているように思われます。共有言語は対話参加者に自立した思考をもたらすことで、オープンダイアローグの治療機序の一端を担っているのです。

バフチンのプロセス志向

ここまで、バフチン理論のなかから対話実践に関連しそうな箇所を検討してきました。おさらいの意味で、重要な部分を箇条書きにしてまとめておきます。

・存在するとは対話することである。
・人はつねに対話のなかで生成しつづける存在であり、それは人が永遠に未完成の存在であることを意味する。
・当事者抜きの真実は有害である。
・ポリフォニー（小説）にかかわるには対話的能動性が要請される。
・対話的能動性の特徴は、結びつきながら距離をとることにある。
・対話実践において無意識は重要ではない。
・無意識には対話もポリフォニーも存在しない。
・意識は本質的に複数形であり、他者との対話によって成立する。
・真理は一つの意識にはおさまりきれず、対話の過程で生成しつづけるものである。
・主体に変化をもたらすのは「内的に説得力のある言葉」である。

このようにまとめてみると、バフチンの理論が基本的にプロセス志向であることがうかがえます。なにしろ対話とは、未完成な人間存在が生成しつづける過程にほかならないのですから。

モノローグは客観化という形でプロセスを凍結させてしまいます。意識とはそうしたプロセスの土台でもあるわけですが、逆にいえば、**無意識には構造はあってもプロセスはない**、あるいはあるとしても認識され得ない、ということになるでしょう。フロイトは無意識を「無時間的」としていますが、これも「プロセスの欠如」を意味しています（いわゆる「一次過程」「二次過程」などの言葉はプロセスよりは構造を意味しています）。

以上のように、バフチン理論においてはほとんどプロセス＝対話となっています。つまり、プロセス志向のオープンダイアローグが対話であることは、つねに自明の前提なのです。

また、バフチンにおける精神分析、または無意識に対する批判的態度からは、オープンダイアローグがそのルーツの一つに精神分析を位置づけながらも、手法面では精神分析的な要素をほとんど切り捨てているように見える理由も推測できそうです。

バフチンの限界——隠喩と身体の不在

ただ、ここへ来て、一つの問題が出来《しゅったい》しました。本書の目的の一つは、精神分析とはかなり距離があるようにみえるオープンダイアローグにおいても「否定神学」が重要かつ有用であることを示すことでした。

しかし、もしオープンダイアローグが、否定神学的な構造を持つ「無意識」概念に依拠していないとすれば、この点を論ずることが非常に困難になります。この点はどう考えるべきでしょうか。

一ついえることは、バフチンが想定していた「無意識」は、基本的にはフロイト的な無意識です。つまり、意識と対比されるような無意識を意味しています。

いっぽう、私が本書で否定神学の代表格とみなしているのは、ラカン的無意識、つまり象徴界です。ラカン理論においては意識も無意識も「象徴界」の否定神学的構造を共有しています。

それゆえバフチンがフロイト的無意識を切り捨てたとしても、「象徴界」を切り捨てることになりません。そしていうまでもなく、言語のやりとりとしての対話もまた、象徴界の構造を活用しています。

ここにおいて私は、言語の隠喩的特性が重要になると考えています。そしておそらく、この点こそがバフチンとの決定的な対立点になるであろう、とも予感しています。

バフチンは言語学者でもありましたが、先に触れたソシュールの構造主義的な言語学に対しては一貫して批判的でした。言葉を「話し手と話し相手の共通の領土」[19]とする彼の立場からすれば、それは当然ともいえます。桑野の著書『バフチン（新版）』[20]によれば、バフチンの言語観は「社会的交通が（土台を基礎として）生成し、そのなかで言語的コミュニケーション・相互作用が生成し、この後者のなかでことばの運用の諸形態が生成する」[21]というものでした。つまり彼は、言語の一般的な体系に先立って、社会と人間関係の存在を想定していたことになります。

言語の起源に関する議論については、今はわきに置きましょう。注意が必要なのは、オープンダイアローグにおいては「隠喩表現」や「象徴表現」が予後良好のしるしとして重視されるという点です[22]。言語の意味は、つねに関係性において生成するというバフチンの考え方は、おそらくこの点に限界があります。どういうことでしょうか。

「隠喩」や「象徴」が適切に共有されるためには、「それが隠喩ないし象徴表現である」という認識があらかじめ共有されている必要があります。もちろんバフチンは、その認識すらも関係と文脈次第だというでしょう。

しかし、ある言葉が隠喩かどうかという判別基準には、ことわざの意味が共有されやすいのと同じ意味で、一般性があるはずです。ある隠喩の意味を一義的に確定できるルールや法則がある、といいたいわけではありません。「その言葉が字義通りの意味なのか隠喩的含みを持つ言葉なのか」という判別には一般性があり、そうした判別基準の有無はオープンダイアローグにおける対話実践でも予後の判定に用いられている、という点に注意をうながしたいのです。

ある言葉が隠喩かどうかを判別する基準に一般性があるとして、バフチンが、そうした基準を否定するならば――するとしか思えないのですが――そこには思想としての一貫性はあるといえるかもしれません。しかし、対話実践における隠喩の機能的意味について考えるなら、バフチン理論だけではどうしても限界があるのではないか。

また、隠喩の機能を考えるうえでは「身体性」も重要なファクターですが、これもバフチンが十分に論じているとはいえない領域です。

次章ではこうしたバフチン理論の限界と、隠喩の機能について検討を進めていきます。

III

よみがえる身体

8 対話における身体性

対話、その前に

前章は主としてバフチンの理論を参照しつつ、オープンダイアローグにおける対話の位置づけを補強してきました。

バフチンは間違いなく、オープンダイアローグの成立においてもっとも重要な貢献をした思想家です。ただそこには限界もあって、**彼の「対話＝存在」とみなすような一種の対話的存在論、対話万能論とでもいうべき論調のみでは、むしろ対話の「治療機序」を見誤ってしまうのではないか、**という懸念がありました。

たとえばバフチンは、言語の発生においても「はじめに対話ありき」で考えようとします。しかし私は、ここに看過できない重大な問題があるように思います。とりわけ隠喩表現、象徴表現がいかにして共有されるかについては、バフチンの理論のみでは不十分なのではないか。

さらに付け加えるなら、バフチンの理論にはほとんど「身体」の次元がありません。もっとも身体の欠如はバフチンに限らず、ソシュールにしてもチョムスキーにしても同様で、言語の活用と生成における身体性は、さして重視されていません。

ただバフチンは、あれほど対話を重視していながら、対話の成立における身体のかかわりにはひどく無関心に見えるのです。

オープンダイアローグにおける身体性重視

オープンダイアローグにおいては、この対話における身体性が、非常に重視されています。まずはセイックラの主著である『開かれた対話と未来』▼1から、身体性にかかわるくだりを以下に引用してみましょう。

> 人が心から助けを必要としていないとき、助けを求める懇願は嘘っぽくなり、表情や声もニセモノになってしまいます。他者への叱責を、助けを求める声に擬装して伝えても、それは「擬装された叱責」として受け取られるだけです。私たちが慎重に言葉を選ぶくらいには賢かったとしても、声のトーンや仕草その他の身体言語といった非言語的なメッセー

ジが「伝わって」しまうことは避けられません。そして人はみんな、そうしたメッセージを読み取る名人です。甘い言葉と厳しい仕草との乖離があると、求める支援は得られないでしょう（同書八二頁）。

このくだりは、「メタメッセージ」としての身体言語を意味しているといえそうです。ただし、いずれも意図的なものではなく、むしろ無自覚・無意識に伝わってしまうメッセージ、という位置づけになっています。セイックラらは、こうしたメッセージを受け取れるようにしているのが、人間の**同一化能力**である、としています。

同一化こそは、相互理解の本質です。もしあなたが、他の人がどう感じているかを汲み取れなければ、その人のことをほとんどわかってあげられないでしょう。「わかる」ということは、単なる認知過程ではありません。他人の歓びは伝わりますし、恐怖も同様です。悲嘆も熱狂も伝わります。ヴェイッコ・スラッカはその論文「人間の感情の伝染性と変調」において、感情の伝達は身体的なものから、より高次なものにまで及ぶことを示しました。たとえば、人々は顔の表情のごくわずかな変化すらも反響し合いますし、声帯の動きを真似てしまうものです。そうしたこと抜きでは、人々は言葉や表情の意味を理解することができません（同書一五四－一五五頁）。

人々は互いに身体的に反応しあっています。他者のジェスチャーをまねて情動を共有する

> のみならず、脳の機能の中心、いわゆるミラーニューロンのレベルにおいても反応しているのです（同書一八五頁）。

このあたりの記述はわかりやすいと思います。神田橋條治もその著書で、患者と同じ姿勢をとったり同じ表情をしたりすれば、気持ちに同調できるという趣旨のことを記していました。[2] じつは私もよく使う手法ではあります。もっとも、対話実践のなかでそれを使うかどうかは微妙なところではありますが。

> 話し手は徹頭徹尾、聞き手のことを顧慮しつづけなければなりません。話しながら、体の姿勢や目に浮かぶ涙などのボディサインを読み取ります。話し手は応答の中身とその声の調子の両方に耳を傾けねばなりません。そこにどんな人がいたか、部屋が騒がしかったかどうかとか、そういう対話の環境についても考慮に入れるべきでしょう。身体化された無数の感情的要素が、共有された対話を構成します（同書一九七頁）。

このあたりになってくると、かなり「上級者向け」という感じになります。フロイトの有名な「平等に漂う注意」に近いともいえるかもしれませんが、[3] オープンダイアローグ的な言い方をするなら「**自分の声がどんなふうに響いているかに注意する**」ということになるでしょう。

ちなみに私は、まだここまでの対話技術はありません。ごくたまにできたような気になることがある程度です。

「第三のリアリティ」とは

本書で後にも引用するトム・アンデルセン（ノルウェーの精神科医）が、この『開かれた対話と未来』にも登場します。ただしここでは「第三のリアリティ」という概念の提唱者として、ですが。

アンデルセンは「握手」を例に、それが身体レベルで起きている何事かではありながら、言葉にならずに身体的な経験に留まっている、と指摘します。彼はある医師の「何が起きているのはほとんどわからないが、何かが起こっていることはわかる。しかしそれが何であるかはわからない」（同書二〇一頁）という言葉を引いて、これを「第三のリアリティ」と呼びました。

このような経験こそが、ミーティングでポジティブな変化を起こしていくうえでもっとも重要であると彼は考えていました。手法によってではなく、**その場に居合わせたその瞬間に、今ここにまさに存在することによって引き起こされるのが「第三のリアリティ」です。**

ダニエル・スターン[4]も「明示的な知識から、暗黙的な知への移行」を提案しており、居合わせたその瞬間に、身体化された経験として、言葉をともなわずに生じる知のあり方を重視しています。これは言語化以前の他者へ開かれた状態であり、セラピストから相手への応答にひそんでいる、対話のミクロな局面にかかわることです。

セイックラらは、語られた内容よりも、今この瞬間における感情を打ち明けることを重視しています。こうした「第三のリアリティ」は、精神分析家から見れば「無意識」ないし「前意識」に見えるはずです。あるいはスターンのように「暗黙知」などと呼ぶ人もいるでしょう。

浅い無意識？

しかしそうした身振りは、オープンダイアローグの思想にふたたびある種の神秘主義めいた発想を持ち込んでしまうリスクがあるように思えます。私はこの「第三のリアリティ」については、行動経済学でいうヒューリスティクス heuristics、つまり「経験則や先入観などにもとづいてなされる直観的判断」という意味を込めて「**ヒューリスティックな無意識**」と呼んでみたい。

心理学でよく用いられるＩＡＴ（Implicit Association Test 潜在的連合テスト）というテストがあります。その人に潜在的な偏見がないかどうかを簡便に確かめる、などの目的で用いられます。表面的には偏見がないように振る舞っていても、無意識に偏見を持っていることはよくあることです。詳しい解説はしませんが、ＩＡＴでは、言葉の分類作業（善－悪のような）を通じて、概念同士の結びつきの強さを測定し、その人の潜在的な態度に迫れると仮定しています。

ちょっと、あれに似ていますね、映画「ブレードランナー」に出てくる、人間かレプリカントかを鑑別する「フォークト・カンプフ検査」。おっと余談でした。

つまり、精神分析によらずとも、ＩＡＴなどで可視化できる程度の浅い無意識、これを「ヒューリスティックな無意識」と考えるのです。ここには行動経済学などでいう「正常性バイアス」「確証バイアス」「生存者バイアス」といった、さまざまな認識の偏りが含まれます。

精神分析で取り扱う「深い無意識」は、まさに精神分析的手法でなければ取り扱えませんが、**対話実践が照準するのはこのレベルの浅い無意識ではないか**。また、だからこそ、対話のなかで言語化したり共有したりできるのではないでしょうか。

トラウマ論への接近

さて『開かれた対話と未来』に戻りましょう。

心理療法の課題の一つは、身体化され潜在化された感情のなかにひそむ「内なる声」のために、言葉と言語を共同作業で生み出していくことです。外在的な関係と内なる声の双方が、すべての相互作用において存在します（同書二一〇-二一一頁）。

「内なる声」がひそむ場所こそが「ヒューリスティックな無意識」です。言語化の手前にあるとはいえ、それは対話のなかで——「分析」なしでも——言語化されうる可能性を持っています。

ここで言葉と言語が区別されているのは、「幻聴さん」のように症状を名づける「言葉」と、状況全体をうまく言い表すような、より体系的な「言語」という意味ではないかと考えられます。そのうえで、こうした言語化の過程を促進する要素の一つに「外在的な関係」があげられている点に注意しましょう。

関係的な心が活性化されるのは、身体化された状態で潜在している内なる記憶が呼びさまされるときです。そうした記憶は、その応答の瞬間において意味を獲得します。その瞬間は、参加者や対話の状況、言及される主題において固有の瞬間です（同書二一一頁）。

この「身体化された状態で潜在している内なる記憶」と聞いて「トラウマ」を連想する人は少なくないと思います。

私の考えでは、**いわゆるトラウマの多くも「ヒューリスティックな無意識」に位置づけられます**。なぜなら、近年のトラウマ論が主に扱うのは、身体化され、悪夢やフラッシュバックといった形で不随意に想起されることで害をなすタイプのトラウマが中心だからです。ベッセル・ヴァン・デア・コーク『身体はトラウマを記録する』[5]は、多くの示唆に富む本ですが、トラウマが扁桃体や前頭前皮質など、脳のレベルに大きなダメージを残すことが詳しく記されています。

さらにいえば、現代のトラウマ治療は、ＥＭＤＲ（Eye Movement Desensitization and Reprocessing）はもとより、ＴＦＴ（Thought Field Therapy）、マインドフルネス、ポリヴェーガル理論など、主として身体を媒介として行われるものが注目されており、いまやこの分野で精神分析はほとんど忘れられているかのようです。

対話があつかう身体化された記憶、身体化された無意識の領域に、こうしたトラウマが含まれるとすれば、対話実践もまたトラウマ治療においてしばしば成果を上げているのも当然といえるかもしれません。そして、**まさにトラウマにおいてこそ、言語と身体と関係性の緊密な結**

びつきが示されているのですが、この点についてはまた後で述べます（二三二頁）。

ハンセン→アンデルセン→セイックラという系譜

ここまではセイックラらの著作『開かれた対話と未来』を中心に見てきました。あらためて読んでみると、引用した記述の多くが、セイックラの盟友でありリフレクティング・プロセスの開発者であるノルウェーの精神科医、トム・アンデルセンの影響を大きく受けていることがわかります。

アンデルセンの論文や著作を読むと、世界的に普及したリフレクティング・プロセスの手法以上に、対話における身体性の解説に多くの記述が費やされていることに驚かされます。こうした記述について、リフレクティングの解説書ではなぜかあまり触れられていません。しかし次のような記述を読むと、彼がいかに対話において、具体的な身体性を意識していたかがわかります。

> 対話というのは、精神的に、すなわち比喩的に、そして同時に生理学的に自己を探索している姿だといえる。[6]

ここには対話－比喩－身体についてのアンデルセンの主張が凝縮されていますが、それぞれについて、以下に詳しく見ていきましょう。

まずは身体性についてです。

アンデルセンの研究者には周知のことですが、彼はノルウェーの天才的な理学療法士、アデル・ビューロー・ハンセンとその弟子であるグドルン・オブレベルクから多大な影響を受けています。アンデルセンはハンセンの手法を学ぶのに「人生の大半を費やした」とまで書いています。[7] 未邦訳ですがアンデルセンにはオブレベルクとの共著まであります。

ハンセンらはNPMP（Norwegian psychomotor physiotherapy ノルウェー式精神運動理学療法）なる治療法の開発者で、この治療法においては、身体は意味や記憶の宝庫とされます。[8] **身体化された記憶を表現することはそれ自体が治療的なので、傾聴と対話が人を癒すのはこのためである**、と考えられています。セイックラらの著作にしばしば出てくるembodiedという表現は、ここにルーツがあると思われます。

対話とは呼吸そのものである——対話する身体

ハンセンの主張は、どこか気功や鍼灸などに通ずる印象もありつつ、記述には自然科学的な面もあって、どのような知識体系を背景にしているのか、ちょっとつかみにくいところはありますが、非常に興味深いものです。アンデルセンがハンセンの手法について書いた文章を読んで、彼女は「自分がこんなことをしてたとは知らなかった」といったそうなので、[9] おそらく彼女自身は技法を体系化しようなどとは考えていなかったのでしょう。

ハンセンは「身体の凝《こ》り」が生じているとき、どのように対応すべきかについて述べています。
身体が凝っているときの人間は、腕を曲げ、手を握りしめ、歯を噛みしめ、目を閉じています。屈筋が収縮し、呼吸が浅くなります。そんなときハンセンは「痛み」を利用して、凝った身体を解きほぐします。腕やふくらはぎの筋肉を強くつかむと痛みが生じます。身体は思わず息を吸い、息を吸い込むと身体が伸びます。身体が伸びると「感覚がもどり、言葉がもどり、色がもどり、そして物語がもどって」きます[10]。

つまり彼女の仕事とは、人々がより深い呼吸をする（彼女の言葉では「空気を受け入れる」）よう手伝うことなのです。

このようにハンセンは呼吸を重視しますが、アンデルセンも、人間の呼吸のパターンには、筆跡や指紋のように、唯一無二の個性があると指摘しています。そう考えるなら以下の引用のように、呼吸がほとんど対話と同一視されるのもうなずけます。

言葉であれ感情であれ、表現されるものはすべて呼吸の呼気相によって判断される。呼吸運動は、表現される内容と表現される文脈に応じてとても敏感に変化する。それゆえ、聴き手は表現される言葉や、メタファーや、意味内容に注意を払うだけでなく、語りの生理的な側面――速度、リズム、ポーズ、声の力――にも気を配り、それを壊さないようにする必要がある[11]。

ある言葉を発すると、その言葉の意味も、それに便乗している思いや感情も、呼吸作用を伴って、すべて他者のもとへ送り届けられる。自分にとっての意義を作り出す呼吸作業だから、それは実に個人的なものである。呼吸作用は、息（空気）を移動させ風を起こすことで言葉や気持ちを相手に伝え、人の心を動かす。[12]

率直にいえば対話実践のなかで、私たちはいまだ、ここまで繊細に「呼吸」を活用することはできていません。せめて今後の課題として、こうした境地があり得ることを忘れずにおきたいものです。

ラカンとの接合点——隠喩としての言語

見てきたように、アンデルセンは対話において、それがいかに身体性を必要としており、とりわけ呼吸のありようについては、いささか過剰に思えるほど重視しています。ここで私が興味深く思うのは、彼が対話におけるメタファー（隠喩）の機能についても注目していたことです。アンデルセンはD・E・レアリー[13]を引用しつつ、我々の発話をかたち作っているのはすべてメタファーだと述べています。[14]人間の発話、理解、思考、想像といった行為は、すべて隠喩によって構成されているというのです。たしかに私たちは、未知のものごとを理解する際に、既知のものごととの類似性や共通点に注目して、それを命名したり比較したりして理解しようとしますよね。

アンデルセンは、対話のプロセスにおける身体性のありようと、その隠喩性をことのほか重視していました。しかし残念ながら、隠喩と身体の結びつきについては、それほど具体的には語っていないようです。わずかに「からだの痛みやこわ張り」を、「その人が自分を表現したくても、未だはっきりそうできずにいる状態▼15」と解釈しているくだりがこれに該当するくらいでしょうか。

このあたり、当たり前といえば当たり前すぎる考え方にも聞こえます。しかし、この原則を一気に、言葉と対話全般に広げたらどうなるでしょうか？　つまり、「**言葉はすべてが隠喩であって、その隠喩性が成立するためには、つねに身体性が不可欠である**」という考え方です。じつはこの点が、本書後半の主題であり、これこそが対話の否定神学性につながる基本アイディアとなっています。

この発想はきわめて重要です。なぜなら「言葉（対話）＝隠喩」という発想は、対話実践と（ラカン派）精神分析が共有しうる、数少ない発想であるからです。ただし、隠喩という言葉の位置づけについては、完全に一致しているわけではありません。

以下、この点について簡単に解説を加えてみます。

ラカンは「象徴界」のなかで、シニフィアン（≒言葉）は相互に隠喩的な結びつきを持っていると考えていました。別の言い方をすれば、人間の言語は隠喩的な構造を持っている、ということになります。この結びつきというのは、イメージを通じた結びつきだったり、あるいは音が似かよっているための結びつきだったりと、さまざまなものがあります。

ラカンは次のように書いています。

「彼の麦束は欲深くなく、恨み深くもなかった」というようなことが言える時に初めて、つまりそのシニフィカシオンが辞書的なつながりからシニフィアンをもぎ放す時に初めて、このようなラングの用法が意味を孕《はら》むことができるのです。▼16

（斎藤注：ラングはソシュールの用語。言語や身振り、表現など、人間の持つ普遍的なシンボル化能力がランガージュであり、その能力が個別の社会で具現化したものをラングと呼ぶ）

ここではヴィクトル・ユゴーの詩「眠るボアズ」の一節が引かれ、旧約聖書の登場人物であるボアズの人柄が「麦束」の隠喩によって示されているわけです。ハトが平和を、炎が情熱を示すように、異なるイメージの結合から意味を発生させることが隠喩の機能です。「彼の麦束」はもちろんボアズのことを指していますが、同時に、ボアズが後に娶《めと》るルツが落ち穂拾いをしていたことまでも一気に想起させる表現です。一つの言葉が一気に全体的なイメージを喚起するとき、それは隠喩と呼ばれるでしょう。

じつはラカン理論では、この「隠喩」という言葉が、決定的に重要な意味を担っています。前にも述べたように、人間の主体は、「去勢」を経ることで「欠如」を抱え込むことになります。去勢というのは幼児的万能感を断念し、リアルな現実と直接にかかわることをあきらめて、言語の能力を獲得する過程です。

言語には事物と直接の関係やつながりを持つことなしに、その事物を代理すること、つまり隠喩的な機能が備わっています。言語はこうした機能によって世界をヴァーチャル化し、それについて思考したり語ったり、さらには現実にはあり得ない世界を想像することまでできるようになります。

多義性と不確定性——言語は記号ではない

ここから、少しややこしい話になるのですが、「父の名（父性隠喩）」というものが登場します。これは、他者のなかの欠如の印であると同時に、主体の欠如の印（＝ゼロ記号）となって象徴界（≒無意識の構造であり言語システムのことでもあります）を安定させる存在です。つまり父性隠喩とは、主体にシニフィアンの隠喩的な構造をもたらす特権的なシニフィアンのことなのです。

はい、なんだかよくわかりませんね。でも、以下の議論を進めるにあたり、このあたりを正確に理解していただく必要はありません。要は、ラカンが想定する言語システムというのは、**その中心に「父の名」という名の欠如というか空洞があることによって、うまいこと回っているのだ**、というくらいのイメージを思い浮かべていただければ結構です。

なんで隠喩なんてややこしい言葉を使うのだ、という疑問もあるでしょう。簡単に言い切ってしまえば、それは「記号」と区別するためです。言語も記号の一種であるとみなす立場もありますが、少なくとも精神分析的には、この二つは完全に別物です。

一つの記号は原則として一つの意味しか持ち得ませんが、シニフィアン（≒言葉）は、つねに多義的です。さらにいえば、シニフィアンはつねに意味の不確定性をはらんでいるため、「猫＝誘惑者」のような、辞書的定義からはみ出しつつも万人が共有可能な意味を次々と生み出すことができます。

私の考えでは、こうした隠喩を使用する能力において、人間には圧倒的な優位性があります。

動物は記号までは使用できますが、隠喩は決して使用できません。ラカンも「シュレーバーのテキストには隠喩が見いだせない」「動物が隠喩を使うなどということはまったく考えられません」などと述べており、隠喩の構造は精神病の患者や動物には共有され得ないと考えていたことがうかがえます。

何度も強調しておきますが、ラカンの精神病理解は現代の視点から見ると非常に多くの誤解と偏見をはらんでいますし、端的に「精神病者が隠喩を使えない」というのは誤りです。ただ、急性期において隠喩機能が混乱したり衰弱したりすることはある、というくらいの理解でいいでしょう。

動物に関してはその通りで、これは動物には、「ないこと」すなわち「否定」を概念として理解できないためと考えられます。ついでにいえば、人工知能にも同じような限界があります。

AIも本質的な意味での「否定」を理解できないがゆえに、「意味」を理解できないのです。

はい、まだわかりにくいですね。このあたりは次章で、隠喩と身体性の結びつきとともに、検討を進めたいと思います。

9 隠喩と身体

隠喩と換喩

前章では人間に固有と考えられる「隠喩を操作する能力」について簡単に紹介し、その隠喩能力において身体がきわめて重要な意味を持っていることを示唆しました。本章では、隠喩がいかに身体という基盤に依拠しているかを、くわしく見ていきたいと思います。

精神分析家ラカンは、人間の言語を隠喩の体系、システムとみなしました。記号でも意味でもなく、**隠喩の体系**、です。

混乱を防ぐ意味で簡単に解説しておくと、ふつう辞書的な説明として「隠喩」というのは、「〜のようだ」という形の比喩である「直喩」に対して、「〜のようだ」が入らない比喩、ということになります。「君の笑顔はバラのようだ」が直喩、「君のバラの笑顔」が隠喩、ということです。

しかしラカンはこちらではなく「隠喩（メタファー）」と「換喩《かんゆ》（メトニミー）」を対比させます。これは言語学者のローマン・ヤコブソンの分類の応用です[1]（ヤコブソンは正確には「隠喩」「換喩」「提喩」という分類を提案していますが、話がややこしくなるのと今回の話とは直接関係がないので、「提喩」については省略します）。

いきなり用例から示すなら、**「鳩」で「平和」を、「ライオン」で「王」を示すような修辞表現が隠喩、「帆」で「帆船」を、「王冠」で「王」を示すのが換喩、**となります。

どういうことか説明しましょう。

隠喩では「ライオン」全体で「王」全体を示していますね。なんらかの類似性（百獣の王＝王国の頂点）や象徴性にもとづいて、全体で全体を示すわけです。いっぽう、「帆」という部分で「帆船」全体を示すのが換喩です。「青ひげ」なども、身体の一部でその人全体を示す換喩ですね。あるいは「赤頭巾」のように、付属物で人物を示すタイプの換喩もあります。

類似にもとづく「隠喩」、隣接にもとづく「換喩」

ヤコブソンには失語症研究にヒントを得た論文もあり[2]、それによると失語症には二つのタイプがあるとのことです。「選択」能力（パラディグム）の欠如と、「結合」能力（サンタグム）の欠如です。

「選択」能力、すなわちパラディグム的な異常が生じると、文章の構成は自然でも、その要素である単語をうまく選択できなくなります。だから発話としては、

《あの学者が対比して見せた……あれとこれの概念を、別の学者の何とかいう人が、うまく応用したというか……》

みたいな文章になる。

いっぽう、「結合」能力、すなわちサンタグム的な異常とは、正しい語順で文を構成するような能力の異常を意味します。言わんとする語の選択（パラディグム）はまともなのですが、統辞能力に異常を来してしまうわけです。その結果、

《だから、対比したのです、ヤコブソンが、ラカンが、隠喩と換喩……》

のような文章になってしまいます。一見、支離滅裂に見えますが、単語のチョイスは間違ってはいません。

この、言語の二つの側面について、別の言い方で説明してみましょう。

パラディグムはどの語を選択するかにかかわる能力です。サンタグムは、語をどのように並べるかにかかわる能力です。「犬も歩けば棒にあたる」という文章で、猫でも猿でもなく「犬」を、電柱でも標識でもなく「棒」を選ぶ能力がパラディグムで、それらの単語を並べる順番を決めているのがサンタグムです。ですからパラディグムとサンタグムとを、言語能力のヨコ軸とタテ軸、というふうにいう人もいます。

だいたい予想がつくかもしれませんが、パラディグムの軸には類似にもとづく「隠喩」が、サンタグムの軸には、部分が全体を現す「換喩」が対応しています。なんで語順と換喩が対応するのだ、と思うかもしれませんが、**じつは換喩の基本原理は「隣接性」なんですね**。Aという語をBという語で現す場合、BがAの一部であるということ以上に、BがつねにAのそばにある、という要因が大きいのです。いつも赤い帽子を被っている人を「赤頭巾」と呼ぶように。あるいは「聴診器」で「医者」を現すように。

言語は「たらい回しのネットワーク」

ラカンはこうしたヤコブソンの理論に依拠しつつ、人間の言語活動において、隠喩と換喩がきわめて根源的な意味を持っていることを強調しています。以下に引用してみましょう。

> 換喩の方は、シニフィアンSが、シニフィアン連鎖の連続性のなかで別のシニフィアンと関連づけられたときに帯びる機能に拠っています。船に対して帆が持っている機能は、シニフィアン連鎖のなかにあるのであって、現実の帆を参照することのなかにあるのではありません。それはこの連鎖の連続性のなかにあるのであって、置き換えのなかにあるのではありません。つまり重要なのは、きわめて明らかなことですが、この連鎖に沿って意味作用が転移しているということです。▼3

あいかわらず難解な言い回しですが、重要なことは「**換喩**」**というものはシニフィアン**（言**語**）**のつながり方によって規定されているのであって、置き換え可能性、すなわち類似性とは無関係**ですよ、ということです。まあたしかに、聴診器は医者には似ていませんからね。

換喩についてはいったんここまでとして、ここからは隠喩について検討してみましょう。

ラカンによれば、隠喩とは何らかの言語表現が別の言語表現の言い換えであることであり、その意味が別の記号へと回付されることを意味しています。言語と言語の関係をラカンはこうした一種の「永遠のたらい回し」のネットワーク、と考えるわけです。

試みに辞書を引いてみましょう。「愛」→「いつくしむ」→「大事にする」→「粗末にしない」……というように、意味的な類似でつながっていく方向と、「愛」→「哀」→「相」→「合」→「会」……のように、音韻的な類似でつながっていく方向などがありますが、**言語とはこのように、語から語へ連なる関係性のなかで完結していて、決してリアルな「物」に結びつくことはありません**。

ついでにラカンによれば、自然言語をこれ以上の小さい単位（メタ言語といいます）に分解することもできません。染色体に対するＤＮＡ、分子に対する原子のような要素は、言語には存在しないのです。

「隠喩」の基礎には「換喩」がある

ラカンはまた、次のようにも述べています。

換喩とは、そのなかで隠喩という新しく創造的な何かが生じることのできるような、根本的な構造だと言うことです[▼4]。

「隠喩」と「換喩」は、単に対比されるセットというだけではなく、「換喩」が「隠喩」を基礎づけている。ラカンはそう言いたいわけです。これだけでは何のことやら、ですが、最近このことを裏づけるような格好の例をみつけたので、ここで紹介しておきましょう。

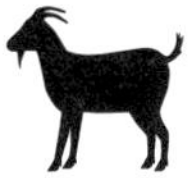

この絵文字、なんだかわかりますか。そう、ヤギですね。アメリカではＳＮＳなどで、しばしば用いられる絵文字だそうです。意味は「史上最高」とのこと。それではなぜ、ヤギの絵文字が「史上最高」の意味になるのでしょうか。この過程が、言語学的にじつに興味深いのです。

ヤギは英語でGOATですね。これはGreatest Of All Timeの略語だから、なんだそうです。サッカーのメッシとか大リーグの大谷とかを現すのに、よくこの絵文字が用いられているとのこと。

おわかりの通り、この絵文字が成立する過程は換喩的です。だって、ヤギは「史上最高」な何かとは、ぜんぜん似ていませんからね。Greatest Of All TimeがGOATにつながり、これが（ヤギの絵文字）につながっていく連鎖は、類似性ではなく隣接性の原理に即しているので、換喩的といえるわけです。

でも、この先はわかりません。この絵文字が慣例化していくにつれて、いつしかみんな起源のことなど忘れて「（ヤギの絵文字）って史上最高っぽいよなあ」という「類似性」を見出してしまう可能性もあります。ここまでくれば「ヤギ」は「史上最高」の隠喩になります。換喩が隠喩の根源にある、というのは、まさにこういうことです。

このあたりの議論、個人的にはすごくおもしろいので、ついつい長引いてしまいました。ここからはいよいよ、隠喩の身体的な基盤についての検討に入っていくとしましょう。

言語とは隠喩の体系である

私は、言語が隠喩の体系であるとするラカンの仮説を全面的に支持しています。前章にも書きましたが、これは**「言語は記号である」とする立場への批判**でもあります。言語がもし記号なら、単語の意味はほぼつねに、一義的に決定されるはずです。しかし実際にはそうではない。単語の意味は、ほとんどの場合、文脈が決定します。ここで文脈とは、言語の連なりがもたらす効果のことです。先ほども述べた通り、言語同士のつながりは換喩的であり、換喩は隠喩の基礎となります。

そもそも言語が記号だったら、文章を作るのも一苦労です。なぜかって？　記号には文脈が作れないからです。記号には基本的に、意味が一対一対応でくっついているので、記号を組み合わせても文脈は生じません。

たとえば「三角形が正三角形ならば、そのすべての内角は等しい」といった文章は、かなり記号的です。で、ここには文脈がありません。また、どんな文脈におかれても、この文単体の意味するところは変わりません。でも似たような構文で「君が笑ってくれるなら、僕は悪になることも辞さない」といった文章には強い文脈規定力があります。そしてこの文における「君」も「笑う」も「悪」も、すべてが隠喩であることは断るまでもないでしょう。

言語が隠喩であるということは、言語がつねに多義的であることを意味します。ということは、隠喩とは言語のはらむ余白によって支えられている、のかもしれません。そこから文脈が生まれ、ポリフォニーが生まれてくるような余白。

イメージ・スキーマとは

以前から予告しているように、私は対話の基礎に身体があると考えています。これは前章で述べたように、対話において呼吸やリズム、しぐさや表情が重要な意味を持つという意味でもありますが、それだけではありません。もっと根源的な議論があるのです。

言語学者のジョージ・レイコフらは、まさに**メタファー**（隠喩）**の基盤に身体があることを提唱しています**[5]。以下、彼の理論にもとづいて説明をしてみます。

レイコフは、さまざまな概念が形成される以前に、身体的な経験を通じて「運動感覚的イメージ・スキーマ」の構造が脳のなかに形成されるとしています。またややこしい言葉が出てきましたが、これはすごく重要なところなので、ちょっとガマンして聞いてください。

「運動感覚的イメージ・スキーマ」とは、身体的な経験に直接結びついた心的構造（図式）のことです。この構造が、私たちの主体と環境の関係を決定づけている、と考えたのです。まだわかりにくいですね。

一つわかりやすい例を出すと、言語のメタファーとは少し離れるのですが、私たちがいかに日常的にメタファーを扱っているかについて、パソコンのデスクトップを例にとった議論があります。[6]

デスクトップでファイルをゴミ箱に捨てたり、フォルダに入れたり出したりする行為を私たちが直感的にできてしまうのは、身体に根ざした「容器（ゴミ箱、フォルダ）」と「内外（入れたり出したりする）」というイメージ・スキーマゆえ、と説明されます。このとき、ゴミ箱やフォルダのアイコンは、一種のメタファーとして機能しているわけです。

上と下はなぜわかる？

イメージ・スキーマには「中心／周縁」「部分／全体」「内／外」「遠／近」「上／下」「バランス」などがあります。

たとえば「上／下」のイメージ・スキーマについていえば、それは私たちが日々経験している上下についての知覚や活動によってもたらされるわけです。高い木々や高層ビルを見上げて認識すること、立ったり座ったりの動作、階段の上り下りなどを繰り返すなかで、私たちは垂直性（上下の感覚）のイメージ・スキーマを獲得します。

私たちは深く考えることなしに「上がる／下がる」「高い／低い」などといっていますが、その意味は頭のなかだけで生じたわけではありませんし、脳に先天的に備わったものでもありません。高さの知覚や、登ったり降りたりする運動の経験を繰り返すこと、つまり**身体感覚をベースにして、スキーマ（経験のとらえ方）がかたち作られていくのです**。

こんなふうに垂直性が理解されると、その認識の枠組みは、ほかの領域にも応用されるようになります。たとえば私たちは、当たり前のように「売り上げが落ちた」とか「新型コロナ感染症の患者数が上昇した」などといいますよね。ここでは「多い、増える＝上」、「少ない、減る＝下」という、上下のメタファー（隠喩）が用いられているわけです。

これなど当たり前すぎて、なぜ「多い」が「上」なのかと尋ねられても、すぐに理由を述べられる人は少ないでしょう。これは私たちが、物をたくさん積み上げるとか、グラスに水を注ぐとかの経験から「多い、増える＝上がる」という相関関係が理解できるようになるから、とされています。

こうした上下のメタファーは、言語を問わず共通性があるとされています。

左咏梅《さえいばい》は、英語、日本語、中国語で、「上」と「下」が共通のメタファーを意味することを指摘しています▼7。たとえば、「良いことは上で悪いことは下」のように。

具体例としては日本語の「今人生の下り坂だ」と、中国語で「在是人生的下坡路」という表現があげられています。左はこのほかにも、「嬉しいことは上（気分は上々）、悲しいことは下（心情低落）」「意識があるのは上、ないのは下」「健康は上で病気や死は下」などの例をあげています。

それぞれに身体の姿勢などと結びつけた説明があるのですが、私の解釈では、基本は「**多いが上、少ないが下**」ではないかと思います。たとえばこれが財産や食料なら「多いことは善で、少ないことは悪」ですから、ここから換喩的に「善＝上、悪＝下」というスキーマがもたらされます。気分や意識の上下については、さらにこの「善／悪」からの派生形と考えるほうが自然ではないでしょうか。

内と外はなぜわかる?

このほかにもレイコフは、いくつかのスキーマを例示しています。たとえば「〈容器〉のスキーマ」。このスキーマは、「内部」「境界」「外部」といったメタファーの認識を可能にしてくれます。

私たちが自分の内臓や苦痛を「内部」に感じ、スマホや他人の存在を「外部」にあると認識できるのは、けっして自明のことではありません。この感覚の基本にあるのは、第一に私たちの身体感覚です。

私たちは身体を容器として認識しており、その内側を自己、その外側にあるものを他者として認識します。つまり「**内／外**」**の区分は、この身体感覚なしには成立しない**ということです。この延長線上に「部屋の内と外」「視界の内と外」「家族の内と外」といったメタファーが派生していきます。

この点については、中井久夫が「**トポロジカルな身体**」という興味深い指摘をしています。トポロジーとは簡単にいえば、大きさや形にとらわれない、空間のつながり方を検討するための学問です。トポロジー的にはビールのジョッキとドーナツは同一であるという観点から、「内外の境界としての身体は、身体をどんな格好に変えようと等価」であるというのです。このとき「体は内面と外面の境界としての袋みたいなもの」としてイメージされます[8]。

この指摘はきわめて重要で、内外の区別の能力が、トポロジー的な同一性の認知につながっている可能性も示唆しています。こうした認知は、個人が自身の同一性を自明のものとして理解することを助けるでしょう。

顔とは？ 中心とは？

鷲田清一は中井久夫との対談で「顔」について述べています。「人格が顔にあるということ自体が既に、身体のある部位に意味を凝集させるという一種のフェティシズムになっている」[9]。これはちょっと、わかりづらいですね。フェティシズムとは、本来性欲が向かうはずの異性の身体から、衣服や靴などの身体付属物にスライドした欲望を指します。このとき私たちは、人間の「顔」にさまざまな意味を見ています。ある人物の人格、同一性、固有性などなど。

私はかつて、「顔とはコンテクスト（文脈）である」ことを詳しく検証しましたが[10]、ここではその詳細については触れません。ただ、もしコンテクストであるならば、「顔」という文脈それ自体が意味生成を可能にしている、とも考えられます。顔そのものには固定的な意味はありませんが、顔の認識は「同一性」と「人格」の二つを同時に認識させずにはおきません。それを検証する余裕はありませんが、私は「類似性」や「同一性」の認識の起源が「顔の認識」なのではないか、と考えています。

「〈中心／周縁〉のスキーマ」は、頭や心臓を中心に、手や足の指、あるいは髪の毛を周縁と感じることからもたらされたと考えられます。なぜ中心が重要であるのかについても、身体的な根拠があります。

まず中心は、ダメージを受けると重症化しやすく、ときには命にかかわります。さらに中心は、その存在の同一性にもかかわります。頭髪や指を失っても人物の同一性は失われないように。

この経験の延長線上に「周縁よりも中心が重要」という価値観がもたらされ、理論や国家や集団にも中心があり周縁がある、というメタファーに拡大していきます。

同一性と因果関係

レイコフ自身は、言語全般の基盤が隠喩にある、とまでは述べていません。あくまでも比喩や隠喩が身体に依拠するというにとどめています。しかし私は、言語が現実の隠喩として操作可能になっていくプロセス全体に、身体が深くかかわっていることを確信しています。

先述の通り、顔の認識が「同一性」についての感受性をもたらすとすれば、その認識はさらに「対象恒常性」の認識にもつながるのではないでしょうか。

対象恒常性の認識とは、子どもが「いま目の前にいない母親が世界のどこかに実在している」と信ずるために必要な認識です。第3章に、フロイトの孫のエルンストの糸巻き遊びのエピソードを紹介しましたが（三六頁）、あの遊びを通じてエルンストは母の不在に耐えるために、母を象徴化していました。不在の対象の実在を言葉が支えてくれると考えるなら、対象恒常性の認識は言語の獲得にも深い影響を及ぼしているといえるでしょう。

言語を使用する際、特に論理的に話す場合に重要なのが「因果関係」のイメージ・スキーマです。「AのためにBが起きた」とか「Bの原因はAである」といった考え方。因果関係について、レイコフは先の本で特に触れていませんが、私はここにも身体が絡んでいると考えています。

ミショットらの実験は、こうした仮説を支持するものです[11]。

一つの対象がもう一つの対象に衝突し、衝突後に動き出すまでの間に遅延を入れた映像と入れない映像を用意します。成人にこれらの映像を見せて、一つ目の対象Aが二つ目の対象Bにぶつかって B が動き出すまでの間にわずかな遅延を入れるだけで、「AがBにぶつかったから動いた」という因果性の感覚が消えてしまうことがわかりました。

この実験結果から、因果関係のイメージ・スキーマを獲得する場合にも、身体が重要な役割を果たしていることが指摘できると思います。「AがBの原因である」という因果関係のいちばん素朴な認識は「Aのすぐあとで B が起こる」ことです。AやBの対象を視覚でとらえ、

「すぐあと」を認識するために、身体感覚が不可欠であることはいうまでもないでしょう。

最後にもう一点、中井久夫はニールス・ボーアのたとえ話を引用しています。

杖を持って道を歩くときに、杖をゆるく持てば杖の動きは道の凹凸を反映する、この場合は客体に属する。しかし杖を強く持てば、それは主体のほうの動きを反映しているというのです。[12]

ここから先は私の推論ですが、ここに「受動／能動」の認識の起源があるのではないでしょうか。杖をゆるく持つときは受動なので、環境の影響を受けやすくなります。しかし強く持っているときは、歩行は主体の動きを能動的に実現します。つまり「受動／能動」のイメージ・スキーマも身体を経て獲得・発揮されるということになるわけです。

10　身体が思考する

なぜ脳については触れないか

前章では、メタファーがいかに身体性によって基礎づけられているかを、言語学者ジョージ・レイコフらの議論にもとづいて検討しました。「上／下」や「内／外」といった表現は、身体感覚から派生した表現（メタファー）なので、身体を持たない存在には理解できないと考えられます。そこから発展して「因果関係」や「受動／能動」の区別など、言語の働きを考えるうえできわめて重要な要素が、身体にもとづいて、身体に根拠づけられていることを見てきました。

この章では、言語と身体のみならず、思考と身体がいかに深く結びついているかについて、検討してみたいと思います。たとえば人工知能の設計において「身体」が重要であることについて指摘している人は、後で引用する三宅陽一郎をはじめ、少なくありません。もちろんこれはまだ仮説に過ぎませんが、私はここに真理があると思います。

検討をはじめる前に一点、お断りしておくことがあります。脳と言語の関係についてです。いうまでもなく、脳も身体の一部です。そして、脳には言語中枢があります。脳の働きなくして言語を語ることは不可能でしょう。言語における身体性を語るのであれば、なによりも脳に注目すべきではないのか。そういう考え方もあると思います。

しかし私は、さしあたり本書で脳の問題を取り上げるつもりはありません。脳が「心の座」であり、言語の基盤であることについて疑う余地はありません。しかし言語の機能と脳の機能の対応関係についての詳細は、まだわかっていることが少なすぎます。

さらにいえば、私がここで問題にしたいのは「脳という中枢」と言語の関係ではありません。**むしろ身体という「末梢の器官」が、言語を通じて「心という中枢的な場所」にどう影響しているかを検討したい**と考えているのです。このあたりの説明について、とりわけ本書における「脳」「心」「身体性」などといった言葉の位置付けについては次章の冒頭で整理しておきましたので、そちらもご覧ください（一六四頁）。

「基本レベルの概念」とは

前章で引用したジョージ・レイコフは、大著『認知意味論』[1]において、人間の概念化能力にも身体的な基盤があることを示そうとしています。

イメージ・スキーマについてはすでに詳しく触れましたね。〈容器〉〈部分／全体〉〈中心／周縁〉〈上／下〉〈前／後〉が代表的なものでした。これらのイメージ・スキーマは、いずれも身体的な経験にもとづいています。これらの力を借りて、私たちは空間や構造を理解することができるようになります。それればかりではなく、空間や構造のモデルを用いて、抽象的な思考を展開することすらできるようになります。グラフや模式図などは、その典型ですね。

今回はもう一つ、レイコフの重要な概念である「基本レベルの概念」について同書から説明しておきましょう。

私たちが、何かのカテゴリーを理解しようとするとき、おおよそ二つの方法があります。一つは、そのカテゴリーが私たちの心とは独立に、つまり客観的に存在しているという古典的な理解。もう一つはカテゴリーが、私たちの認知との相互作用によって形成されるという理解です。

自然科学的に考えるなら、人間の認識の基礎をなすのは、いろいろな概念のいちばん下層にあるとされる原始概念（点や線、上下、内外、色、形などの、概念の最小単位）、ということになります。

しかしエレノア・ロッシュらによれば、私たちの認知活動の基礎となるのは、こうした最下層の概念などではなくて、われわれがふだんの日常生活で、もっとも多く接している中間的な対象を表す概念である、とされます。[▼2] これが「基本レベルの概念」です。具体的には「犬」や「パソコン」などといった概念が、これにあたります。

たとえば「犬」という概念は、抽象化すれば「動物」になりますし、具体的には「チワワやシェパード」といった犬種が考えられます。私たちの思考の「基本レベル」をなしているのは、具体的すぎるチワワでも、抽象的すぎる動物でもなく、「犬」であるということ。同じように、機械でもパワーブックでもなく「パソコン」という中間的な概念がもっとも基本にあるということ。

つまり、**日常的な思考においては「中間」が基礎をなす**、ということになります。なぜそうなるかについては、これはもう身体にもとづいた慣習的な理由があるとしかいえません。

「犬」や「パソコン」といった「基本レベルの概念」には、それを基本的なものとするような、いくつかの特徴があります。同定・認識しやすく、子どもが最初に習い覚え、日常生活でその名がいちばんよく使われる、などなど。これらの概念が「基本レベル」とされるのは、**そこに身体的な意味での認識のしやすさ、さらにいえば相互作用のしやすさ（犬をなでる、パソコンを持っていくなど）があるためです**。

こうした「基本レベルの概念」には、「背が高い／低い」「固い／やわらかい」「重い／軽い」「熱い／冷たい」などの属性が含まれますし、黒、白、赤、緑、青、黄などの基本的な色も含まれます。

概念は身体抜きにはつくれない

レイコフによれば、人間の思考の二本の柱が、この「基本レベルの概念」と、「イメージ・スキーマ」ということになります[3]。ここから構築される壮大な『認知意味論』の全体を要約することは私の手に余りますし、本論の趣旨ともずれてしまいますので、さわりの部分だけ紹介しておくにとどめましょう。

レイコフは人間の「概念化の能力」について、おおむね次のように述べています。

現実を記号に置き換える際にも「基本レベルの概念」と「イメージ・スキーマ」が活用されます。外界の現実から内界の抽象的な領域に構造が投影され、量や目的などの概念も、この過程でもたらされます。さらにイメージ・スキーマを用いることで、複雑な概念やカテゴリーが形成されます。この能力によって、私たちは抽象的で複雑な概念操作や、さまざまなカテゴリーへの分類操作などができるようになります。

それでは、現実（＝物理的空間）を、心のなかの「概念的空間」へ投影するということは、どのような過程なのでしょうか。レイコフは以下のように整理しています。

・カテゴリーは〈容器〉のスキーマにもとづいて理解される。
・階層構造は〈部分／全体〉のスキーマおよび〈上／下〉のスキーマに……（以下同文）。
・関係の構造は〈連結〉のスキーマに……

・カテゴリーにおける放射状の構造は〈中心／周縁〉のスキーマに……
・前景と背景の構造は〈前／後〉のスキーマに……
・直線的な量的尺度は〈上／下〉と〈線形順序〉のスキーマに……

ここで「カテゴリーにおける放射状の構造」というのは、そのカテゴリーに属するものの特徴を多く持つものから少なく持つものまでの分布状態を意味しています。「血縁」で考えるなら、近縁のものから遠縁のものまでの広がりなどがその例ですね。

ここまでの議論をまとめておきましょう。

人間の思考の基本には「イメージ・スキーマ」と「基本レベルの概念」という二つの柱があります。いずれも人間の身体性と深い関係にあり、身体抜きには成立しません。この二つの柱にもとづいて、人間がものごとを抽象化したり、概念化したり、概念を操作してさらに複雑な思考を組み立てたり、ということが可能になります。

以上より、**人間の「身体」は、言語＝隠喩を基礎づけるばかりではなく、思考全般の土台でもある**ことがはっきりしました。

知能にも身体が欠かせない

ここまでは言語学的な視点から、言語や思考と身体の関係性を見てきました。

知能に身体が欠かせないということ。この点については、現在、複数の分野で研究が進んでいるようです。

私が大きな示唆をもらったのは、ゲームAI研究者の三宅陽一郎の論考からでした。三宅はどうすればゲームのキャラクターをよりリアルに動かせるか、そのために哲学の知を援用した興味深い著作『人工知能のための哲学塾』[▼4]を書いています。そのなかで、まさに身体と知能の関係に触れた章がありますので、その内容を見てみましょう。

私たちは自分の身体について、つねに仮想的なイメージを持っています。それは手足や指の位置などについてのイメージでもありますが、もう一つ、運動についてのイメージがあります。

身体をコントロールするとき、大まかに言って情報に二つの流れがあります。末梢（手足など）から中枢（脳）に向かう求心性情報と、中枢から末梢に向かう遠心性情報です。たとえば足が柔らかい雪を感じると、それが求心性情報として脳に伝わり、脳からの遠心性情報が足の筋肉を制御して、雪を踏み抜いたり滑ったりしないようにします。

遠心性情報にはつねにコピーがつくられます。つまり、脳は身体の運動をこのコピーによってシミュレートしているわけです。このとき、たとえば「歩く」という運動は、次のように記述されます。

（1）まず中枢内で、歩行運動の遠心性情報のコピーが先に生じる。
（2）ついで、中枢から足に向かう本当の遠心性情報が足を動かす。
（3）動く足は、足が踏みしめる大地の硬さや、湿り具合を感覚という求心性情報として中枢に送る。

つまり、ここまで三通りの情報の流れが起きているわけです。
このとき、脳内の遠心性情報のコピーの予測通りに運動が起きることで、自分で自分の足を動かしているという運動主体感が生じます。これらの感覚が精妙にシンクロすることで、私たちは「自分自身がリアルに歩いている」という感覚を持てるのです。このようなシンクロは、あらゆる運動において起きていると考えられます。

ここからの推測ですが、私たちが対話する際に「聞くと話すを分ける」などといったことが可能なのも、喉頭と舌と口唇を用いた「話す」という運動の自己所属感なしにはありえないでしょう。もちろん物を書く際にもこうした感覚は重要です。さらに大胆な推測をするなら、「物事を考える」場合にすら、これに近いことが起きている可能性があるのではないでしょうか。

私は「考える」という行為が「語る」行為から二次的に生じたのかもしれないと考えています。ちょうど書物の「音読」から「黙読」が派生したように、です。

そうだとすれば、**「考える」とは、「語る」行為から遠心性情報のコピーだけを取り出したもの**、ということになります。思考に依拠する知性のあり方も、その起源に「話す」という身体的な行為があったことになります。

「両義性」だけで自己を語れるか？

三宅はさらに、メルロ＝ポンティを援用しつつ、身体の特異性について述べています。彼はメルロ＝ポンティの「人間の身体というものを認識するためには、これを〈生きる〉しかない」[5]を援用しつつ、身体の両義性に注目しています。つまり身体は、外側から眺める客体的性質と、内側から生きられる主体的性質を持っているわけです。

これに私見を補足すると、おそらくこの両義性において、身体はその統合性を獲得します。第6章（九〇頁）で引用した中井久夫の「自己は世界の中心であると同時に、世界の一部である」を思い出しませんか？　知性の、そして思考の中核を支えるものは自己ですが、その統合性を保証するのが、「世界の中心にしてその一部」という感覚ではないでしょうか。

思考は自己に所属し、その自己の統合性は、身体の両義性によって可能になる。つまり、ここでも身体は思考に先行し、思考は身体をシミュレートした「自己」なる概念スキーマのもとではじめて可能になるわけです。

メルロ＝ポンティは意識の基礎にあるのは「我思う」ではなく「我能《あた》う」であるとしました[6]。つまり意識の根本に、能動的主体としての行動の志向性があるということで、ここでも意識に行動（＝身体）が先行するというアイディアになります。

しかし浅学を顧みずいうならば、私はメルロ＝ポンティの議論にも中井久夫の箴言にも一定以上の説得力を感じながらも、どこか予定調和的なニュアンスを感じてしまいます。

客体にして主体であるという両義性は、たしかにそうではあるでしょうが、**自己という存在がはらむパラドックスは、そうした両義性に回収しきれるものなのか**。私が今まで「身体論」を警戒してきたのには、いかにも美しいハーモニーの方向にあっさりと誘導されてしまいかねないことを懸念したためでした。

補助線としての「差延」

「自己」が持つ、「ただ一つ」の「統合性」という特性は、いずれも身体に由来します。ここまではいいとして、自己の持つ「あやうさ」については、「自己の両義性」という、いくぶん静的なイメージでは語りきれないのではないか。

ここで一つの補助線を引いてみたいと思います。

哲学者ジャック・デリダが提唱した「差延《さえん》」という言葉があります。[7] しっかり論じようとするとかなり厄介な言葉なので、とりあえず、めいっぱい簡略化して述べることにします。

自己同一性を「私は私である」と表現した場合、主語の「私」と述語の「私」は同じと考えてよいでしょうか。普通は同じでよいことになりますが、デリダはそうは考えませんでした。**述語の私は主語の私によって対象化された私であり**、**そこには時間差が入り込みます**。自己というものは時間とともに発展していくものなので、わずかな時差でも「同一である」とはいえなくなります。簡単にいえばこれが「差延」の作用です。

三上剛史は、こうした「不断に他者を生み出すことによって自己同一性を維持する」という自己のあり方を「差異的自己の同一性」と呼びました。[8] 自己というものにはあらかじめ、自分自身を意識したり対象にしたりするような自己言及的な作用が備わっています。対象とされた自己は、そのつど、少しだけ「他者」になります。つまり差異的自己は、いつも「私ではない私」を生み出しつづけながら、自分自身でありつづけるのです。

しかし、それではなぜ、「差異的自己」が「同一」であるといえるのでしょうか。このロジックは、あらかじめ「自己同一性はゆるぎない」という「結論ありき」で構築されてはいないでしょうか。ちょっと意地悪な見方をすれば、そんな批判もできそうです。

私は、ここで同一性を担保しているものが、自己の統合性、すなわち〈容器〉のイメージ・スキーマではないかと考えています。「内／外」の区別が不変であるのなら、内側で生じた少々の差異はなにほどのものでもない、ということですね。

つまり「差異的自己の同一性」もまた、身体のトポロジカルな同一性によって支えられている、ということになります

IV

逆説とコンテクスト

11 「他者」の逆説

言語の有害性と万能性について

ここで、私の仮説というか構想を簡単に述べておきましょう。

まず、本書における「脳」「心」「自然言語」「コンテクスト」「身体性」といった言葉の関係性を、ここで整理しておきます。

いうまでもなく「脳」はすべての土台です。脳というCPU（ハードウェア）を想定できるとして、自然言語とコンテクストは、作動原理のまったく異なる二種類のOS（ソフトウェア）のようなものです。ここで私が主張したいのは、人間の行動や症状はどちらのＯＳでも記述できるけれど、二つのＯＳの記述は、厳密であろうとすればするほど、相互に補完したり統合したりはできない、ということです。

ここで「コンテクスト」は、脳から直接もたらされるもの、と想定してください。人間以外の動物にも「コンテクストの学習」が可能であることがその根拠です。つまり「コンテクストの学習」は、言語の介在を必ずしも必要としない、ということになります。

そのいっぽうで、私のいう「心」は、どこまでも自然言語（＝言葉）の作用と想定されます。その意味では「心がある」のは人間限定となります。

先ほどのＯＳについていえば、より正確には**「脳‐コンテクスト」と「心‐自然言語」という二つのＯＳ、それも作動原理がまったく異なる二つのＯＳがあり、行動や症状については、それぞれのロジックで一貫性のある記述が可能となる**、ということになります。

このとき、いずれのＯＳも、末梢からの感覚入力なしには作動できません。本書でいう「身体性」とは、主としてこの末梢からの感覚入力を意味しています。心が成立するには言語が不可欠であり、レイコフらが明かにしたように、言語が成立するには末梢としての身体が欠かせない。脳における身体性の重要さはいわずもがなでしょう。

私は人間の脳神経系には、心の病についても自然な回復力が備わっていると考えています。これは神田橋條治のいわゆる「いのちのわがまま性」とほぼ同義です。これは、生命はそれ自身のために外界を操作し改変しようという傾向を持っている、というほどの意味です。これがさまざまな変化の原動力となります。

神田橋は対話精神療法において「雰囲気」を最大限に重視していますが、それは「自然言語」以上に「脳－コンテクスト」のOSを重視する、というふうに読み替えられると思います。

ただし、いつでも脳まかせでは難しい場合もあります。たとえば統合失調症は「脳－コンテクスト」の暴走状態として記述できます。ここに薬物なしで介入ができるとすれば「自然言語」を用いた対話しかない。オープンダイアローグの有効性がその証左となります。

精神療法において重要なのは、「自然言語」という暴力的かつ切断的な、つまり否定神学的なツールをうまく用いることで、「脳－コンテクスト」のレジリエンスを引き出し、あるいは賦活することではないか。そういう単純といえば単純な仮説の検証が、本書の一つの目的でした。

「脳－コンテクスト」を賦活するには、否定的な要素をほぼ含まない絵画、音楽、ダンスなどでは十分とはいえません。**否定神学エンジンによって駆動される「自然言語」の逆説的作用**が、どうしても必要となるのです。

しかし、言語の作用はつねに両価的、両義的です。人は言葉ゆえに病み、言葉によって癒される。そうした両面性があるのです。

たとえば「反芻《はんすう》」という心理作用があります。うつ病の人などが、自分自身を否定するような思考をやめられず、ネガティブ思考の堂々めぐりに陥ってしまうような状態を指しています。

医学書院

斎藤環

《シリーズ　ケアをひらく》

イルカと否定神学

冊

注文数

定価 2,200円（10%税込）（本体2,000円）

ISBN978-4-260-05735-6
C3347 ¥2000E
9784260057356

注文カード

貴店名

看護読み物・エッセイ

医学書院売上カード

ISBN978-4-260-05735-6

イルカと否定神

《シリーズ　ケアをひらく》

医学書院

りません。

これは、言語の作用が病気をこじらせている典型例といえます。心が言語によって構造化されている以上、ときにこうした暴走が起きてしまうことは避けられません。ほかにもＰＴＳＤをはじめとする外傷性の疾患の多くは、トラウマ単体の作用というよりは、トラウマを固定し、反復することでなかなか忘却させてくれない言語の作用によって苦しんでいる場合もあります。ならば言語の有害な作用を取り除いて、回復は「いのちのわがまま性」に委ねればいいのでしょうか。それはそれで問題があります。ある種のスピリチュアル系、ヒーリング系のセラピーは、「いのちのわがまま性」を盲信しすぎているように思われるのですが、それは油断するとすぐにオカルト方面に偏ってしまいがちです。

いっぽうラカンをその極北とする精神分析的アプローチは、言語の万能性を過信するあまり、身体という貴重な回復リソースを活用し損ねているように思われるのです。しかも分析家による意図的な言語操作のみの力で回復を目指す方向性は、患者の利益以上に「治療者の万能感」に奉仕してしまう懸念が消せません。

セイックラらの著作にも、言語の作用に関する膨大な記述があります。しかしその大半は、バフチンに依拠した「対話の言語」についての検証であり、言語の否定的・逆説的作用についてはほとんど触れられていません。オープンダイアローグにおいて転移や解釈などの技法が事実上タブーとされていることを考えても、否定神学的な側面については、あえて言及を避けているような印象すらあります。

しかし私は、理論と臨床経験の両面から、対話実践においては、身体性の賦活と同等あるいはそれ以上に、否定神学的な言語の作用こそが決定的に重要であると確信しているため、本書でその検証を試みようとしたわけです。

言語を非言語的に使う――中井久夫による補助線

二〇二二年八月八日、私淑していた中井久夫先生(以下「中井先生」と記すことをご容赦ください)が亡くなられました。一ファンに過ぎない私のような者にも何件か追悼文の依頼があり、中井先生の本をあらためて読み直してみて驚きました。言語、対話、身体性などについて、示唆に富む指摘が数多くあったからです。たとえば次のような指摘があります。

一言にして言えば、非言語的アプローチが「母」とすれば、言語的アプローチは「父」である。言語的アプローチは、どこか論理的、整合的、因果論的、指示的、定言的、圧力的である。これに対して非言語的アプローチは、雰囲気的、前論理的、非因果的、非整合許容的、非指示的、非断定的、許容的、放牧的である。[▼2]

中井先生は風景構成法をはじめとして、ご自身の診療で絵画を多用していましたが、これはもちろん「非言語的アプローチ」として、言葉だけではどうしても貧困化しがちな面接場面を活性化する手法として用いていたわけです。とはいえ、もちろん言語的アプローチにも細心の注意を払い、患者にかける言葉にもさまざまな工夫をほどこしてしていたことはいうまでもありません。

中井先生は、言語的なアプローチが線的な因果論を強化してしまいがちであることを繰り返し強調しています。**「なぜ」「どうして」を問いすぎることは、「症状という結果には、かならず（単一の）原因があるはず」という因果論的な思考を、無自覚に強めてしまいます。**これは否定神学的な作用の負の側面ですね。「なぜ」という問いには、背景に含まれる多様な要因を捨象（≠否定）して、唯一の原因に絞り込ませる圧力があるからです。

単線的な原因論は、本来ならば複数の要因が複雑に絡み合って症状につながるプロセスを単純化することで、「こんな原因があるなら解決は難しい」といった悲観論につながってしまう恐れがあります。

特に原因が「過去のいじめ」や「亡くなってしまった親からの虐待」といった解決困難なものと想定された場合に、そうなりやすい。その意味からも「なぜ」の禁欲は、個人精神療法に限らず、オープンダイアローグ的な対話実践においても重要な姿勢といえるでしょう。

ところで、先ほどの中井先生の引用を応用するなら、オープンダイアローグ的な対話実践は、言語的アプローチを非言語的アプローチの特性にできるだけ近づけていこうとする試みともいえます。たとえば「ポリフォニー」がそうですね。さまざまに異なった意見の共存がもたらす効果について、セイックラは次のように述べています。

〔ポリフォニーによって〕参加者のなかには対話主義的な態度が育まれていきます。すなわち、他者の他者性への敬意と関心、他者に固有な視点をより深く理解したいという気持ち、そして多面的な将来像とそこに至る道筋をともに創造するプロセスに、自分の考えも加えていこうという心構えです[3]。

オープンダイアローグとは、なによりもまず、こうした対話的な「雰囲気」をもたらす言語的アプローチなのです。

「他者」の過小評価はどこから来るか

ここで、やや唐突ですが、「他者」について検討しておきたいと思います。

「他者」は対話実践における重要なキーワードですが、ラカンがいう「大文字の他者」や「小文字の他者」といった他者の概念は、第一に「自己ならざるもの」という意味になります。人間が言葉を話すということは、人間が自分の中心に言語システム、すなわち「大文字の他者」をインストールしていることを意味します。だからこそ、自己は他者でもあるわけです。

ちなみにラカン派の文脈では、自分ではない他人という意味での「他者」は、せいぜい「小文字の他者」の位置に置かれ、それ以上の意味を読み取ることはナルシシズムの産物、ということになりがちです。

ここには、ラカン理論の陥穽《かんせい》の一つがあります。人間がその内部に言語という他者を抱えている。ここまではいいでしょう。しかし、そう考えることによって、「他人」もまた言語という他者のもとで、同じ構造を共有する同質の存在という理解（誤解）に誘導されやすくなると思うのです。

他者を「何をするかわからない恐ろしい存在」とみなすのも、「見かけは異なっていても自分と同じ存在」とみなすのも、どちらも想像力の作用であって、そこに優劣はつけられません。後者の想像を正当化してくれるのが言語の力、というふうに考えてみてください。

こうした言語の助けがなければ、私たちの選択肢は二つしかなくなります。すなわち、あらゆる他者を得体の知れない存在とみなして怯えつつ他者を排除しつづけるか、あるいは「みんな仲間」という無根拠な信頼感とともに他者を呑み込みつづけるか。いずれも判断として絶対的に間違っているわけではありませんが、治療的な態度とはいえません。

安直な診断概念は、前者の「得体のしれない存在」の恐怖を緩和するために濫用されがちです。訳のわからないことを喋りつづける患者と対峙したとき、私たちはその他者性に「プレコックス感」「支離滅裂」「了解不能」といったレッテルを貼って納得しようとします。これはつまるところ、他者の疎外に通じてしまうでしょう。

いっぽう後者の「みんな仲間」はカルト的な理解に陥りがちで、しばしば平等性を根拠づけるべく、ニセモノの超越性（神とかの上位存在）を呼び込んでしまいます。どちらの態度も、治療的とはいえません。**治療的な出会いとは、「人間としての同胞性への信頼」と、「他者としての異質性の尊重」がともに成立しつづけるような関係性を設定するところからはじまるからです。**

クライアントは——たとえ理解できない外国語であっても——同じ構造の言語を話す、「同じ人間（同胞）」であるということ。同胞でありながらも、自分とはまったく異質な他者であるということ。対話実践においては、この矛盾した認識を両立させる必要があります。

ここで、以前にも引用した中井先生の箴言「自己は世界の中心であると同時に、世界の一部であるということ」を思い出してください。他者のまったき異質性を尊重しつつも、他者もまた自分と同じ人間であるという同胞性を信頼するという逆説的な態度もまた、治療に際して欠くべからざるものです。

この認識を可能にするには、たんなる想像力では十分とはいえません。何度も繰り返しますが、言語を用いた対話という、両義性と両価性をはらんだ営みこそが、汲み尽くすことのできない他者との対峙へと私たちを動機づけるのです。他者を「**対話可能な他者**」とみなすことは、同胞性に依拠しつつも異質性へと開かれた認識をもたらしてくれるでしょう。

意味を共有していなくても対話はできる

じつは、「世界の中心であると同時に世界の一部」「他者は自分とは異質な存在だが、同じ人間」という二つの認識を可能にするのが、言語の機能なのです。どういうことでしょうか。

前者の「世界の中心であると同時に世界の一部」についていえば、この「私」は、象徴界（言語ネットワーク）において、主体的に「語る存在」（世界の中心）であると同時に、ネットワークの作用で「語らされている存在」（世界の一部）でもあるということ。別の言い方をするなら、私の自発的な発言はすべて、さまざまな形で他者への（社会、世間への）配慮を含んでいるという意味では「語らされている」側面を持っている、ということです。

後者の「他者は自分とは異質な存在だが、同じ人間」についてはどうでしょうか。

対話ということについていえば、「他者が何を言い出すかはまったく予測はできないが、他者と対話することはつねに可能である」ということになります。もし私たちが記号によってコミュニケートするとしたら、記号の意味をあらかじめすべて共有しておく必要があります。しかし対話に関しては別です。

あらかじめ意味を共有していなくても対話はできるからです。そればかりか、私たちは対話によって意味の理解を深めたり、新たな意味を発見したり、作り出したりすることもできます。**そんな奇跡か魔法のようなことを可能にしてくれるのが、言語の持っている否定神学的な構造なのです**。

ちょっと混乱された方もいるかもしれませんね。またしても私の立場がラカン派批判なのか支持なのか、わかりにくい記述になってしまいました。ここで整理しておきましょう。

私は人間が「語る存在」であり、その主体は言語的に――否定神学的に――構造化されているというラカン派の公準を受け容れています。

ただ、その構造には神経症者／精神病者／倒錯者という区分がある、といった考え方については、対話可能性という点から否定的です。また「他者としての他人」の存在を「計り知れない存在」ととらえる点も、ラカン派とは異なるでしょう。自己と他人の差異は想像的、イメージ的なものだとしても、「想像」の力やそれをもたらす「自己愛」の可能性について、ラカン派が十分に検討してきたとは思われないからです。

なぜ応答が必要か

ここで、中井先生の初期論文から、統合失調症の言語についての記述を見てみましょう。中井先生の言語観がよくあらわれていて、非常に興味深いものです。

〔言語の〕この目に見えない網構造こそ、〝対象の要求する以上の厳密性を必要とせずに〟言表を可能にしているものなのである。▼4

言語も貨幣と同じく、その物質としての価値《ネットヴァリュー》によってではなく、信用と交換性の目にみえない体系《システム》の中で動くものである。言語とはすぐれて共世界に属する〝対話的な〟ものである。▼5

いわゆるラカン派の「象徴界」にも該当しそうな記述ですが、言語を〝対話的〟とみなす視点はラカンにはほぼなく、むしろバフチン寄りの言語観ですね。たとえば次のくだり。

文は、つねに次に来る何ものかを予想している。会話においては相手の文を、命令においては行動を――。孤独で長い文章を綴る時ですら、文は先行する文章を承け、次の文を喚起してゆく。いわば対話的構造が潜勢的に存在している。▼6

中井先生は、統合失調症急性期の患者の言葉を「接ぎ穂の乱舞」のごときモノローグとみなしています。言語構造として異常や病的な特性――「去勢の排除」のような――があるとは考えないのです。**絶望的なまでに応答と関係を求めながらも、どうしても接続できないモノローグになりがちである点を指摘したのです**。

この指摘は、オープンダイアローグの対話実践において、「応答」が非常に重視されていることを想起させます。バフチンによる「言葉にとって（それゆえ人間にとって）、応答がないこと以上に恐ろしいことはない」[7]という言葉が繰り返し強調され、だからこそ対話を用いる対人援助の現場では、専門家はすべての発言に応答する必要があるのです。

ただし、ここでいう応答とは、説明や解釈、アドバイスを与えることではありません。患者の話したことをきちんと理解しているということを伝え、その発言に対して新しい視点をもたらすことを目指すのです。結果的に応答は、クライアント自身が心理的リソースを活用するためのカンフル剤になることもありえます。

他者だから対話ができる

セイックラは他者と対話の関係について、次のようにも記しています。

　人間は他者からの応答を予測し、誘惑し、反応します。だから私たちは単に他者の「外部」というわけではありません。しかし、他者そっくりになるというわけでもありません。

エマニュエル・レヴィナスが強調したように、他者はいつでも、私たちの理解を超えた存在です。こうした他者性ゆえにこそ、私たちにとって対話は可能でありかつ必要なものとなるのです。▼8

他者は私たちとは異質の存在であり、異質だからこそ対話が可能になる。この「逆説」もまた、言語の否定神学的作用が可能にしています。このあたりのことを、ややこしい理屈は抜きにして、ものすごく簡略化した言い方をしてみましょう。

・言葉はいびつで不完全な道具であり、その不完全さゆえにこそ、ほとんど万能のツールでもある。
・言葉の不完全さは対話のなかで使用されることで補完されるが、それはただちに別の不完全さをもたらす。
・言葉はその不完全さゆえに、ときに自律的に作動し、新たな意味をもたらす。

ここでいう「言葉の不完全さ」は、否定神学的な構造とほぼ同義です。言語システムは、どんなメタバース技術も太刀打ちできないほど完璧に近い仮想世界を作り出しますが、それは言語が完全な記号などではなく、言語システムがオープンエンドで欠如を抱えているからこそ可能になることです。どういうことでしょうか。

プログラム言語で設計された仮想世界は基本的に閉鎖系です。しかし言語によって構築された仮想世界は開放系で、しばしば仮想の側から「現実」が書き換えられたりします。そう、**仮想的な言葉のやりとりが、現実的な「トラウマ」や「幻聴」を回復に向かわせる作用を持つように**、です。

他者の異質性が対話可能性に変わるとき

見てきた通り、「対話実践」を支えているのは否定神学的な構造です。ただしそこには複数のレベルがある。

第一には、言語そのものの否定神学的構造、これについては繰り返し強調してきましたね。第二に先ほど述べたような「他者」の逆説的・否定神学的な存在論があります。そして第三が、後述する「他者の変化」が要請する否定神学的な論理構造、すなわち「プロセス＝逆説」です。

他者に接近するには、言語そのものがはらんでいる逆説的な機能をフルに活用する必要があります。

対話において言葉と逆説を用いることの意義と効用は、他者の存在が否定神学的な構造を持つことによって担保されています。セイックラが繰り返し指摘するように、「主体としての治療者」と「他者としてのクライアント」は、決して同一の存在ではあり得ません。それゆえ、両者の間で確実なコミュニケーション（情報伝達）がなされているという保証は何もありません。

ここで一つだけ、確実に言いうることがあります。「何が伝わっているか保証できない対話」が、それでも成立し持続している（かにみえる）限りにおいて、主体と他者は否定神学的構造を共有している、ということです。これはすなわち、「**何も共有していない可能性を共有する**」ことを意味します。そしてこれこそが、「他者の絶対的な異質性」を、そっくりそのまま対話可能性（＝治療可能性）に変換するための賭金になるのです。

この賭けには、勝とうとさえしなければ、少なくとも負けることは決してありません。つまり、勝つことを目的としない限りにおいて、プロセスは永遠に継続可能である、ということです。

勝とうとしない、すなわち「治療を意図しない」ことの逆説的な効能もまた、否定神学的に担保されています。どういうことでしょうか。

オープンダイアローグの七原則中でももっとも重要と考えられる「不確実さに耐える」という原則があります。これは単に「確実な見通しが持てない状況に耐える」ことのみを意味しません。「**目指すべき目標を空白にしておく**」という、いわば時系列的な意味での否定神学的な構造に積極的な意味があるのです。この点については後の章で述べます。

12 心は「コンテクスト」にしかない

普遍か個別か

私たちは「ケア」の現場で、無数の「言葉にならない」あるいは「言葉を超えた」経験をしています。しかし逆説的にも、そんな言葉にならない事実を共有するためにも言葉が必要となります。あらゆることを言葉で説明できる、という万能感に浸っているのでもない限り、言葉の価値は計り知れません。

私が漠然と夢想しているのは、標準医療のような信頼性と、代替医療のようなオーダーメイド感をうまく融合できないものだろうか、ということです。標準医療はエビデンスにはもとづいていますが、同一診断には同一治療を提供する形になるため、患者の満足度はせいぜい「良質なファストフード店」のサービス止まり、ということになりやすい。いっぽう代替医療のオーダーメイド感は、ときに一流レストラン並みに満足度は高くとも、いつのまにか得体の知れない食材を食べさせられてしまうリスクがあります。

根拠にもとづきつつも、満足度の高い治療ないしケアは、果たして可能なのでしょうか？私の考えでは、現時点でこの理想にいちばん近い、いや、ほとんど実現してしまっているアプローチが「オープンダイアローグ」ということになります。

エビデンスがまだ弱い、という批判はあるでしょうが、現在進められているイギリスのODESSIのような研究をはじめとして、▼1ほとんど時間の問題と考えています。このとき**「信頼性」（≒普遍性）と「オーダーメイド感」（≒個別性）を接続してくれるのが対話の力であり、対話の可能性を支えているのが「言葉の否定神学的構造」**、ということになります。

中井久夫の三症候群

「普遍」と「個別」という話からはじめたのは、中井久夫先生の「普遍症候群」と「個人症候群」の話につなぐためでした。

名著『治療文化論』▼2の中心的アイディアの一つが「個人症候群」です。この本では天理教教祖の中山みきを例に「創造の病い」としての個人症候群が紹介されますが、これに続く「卑近な一例」と「治療集団」の個人症候群的事例は、おそらく中井先生ご自身のことでしょう。よ

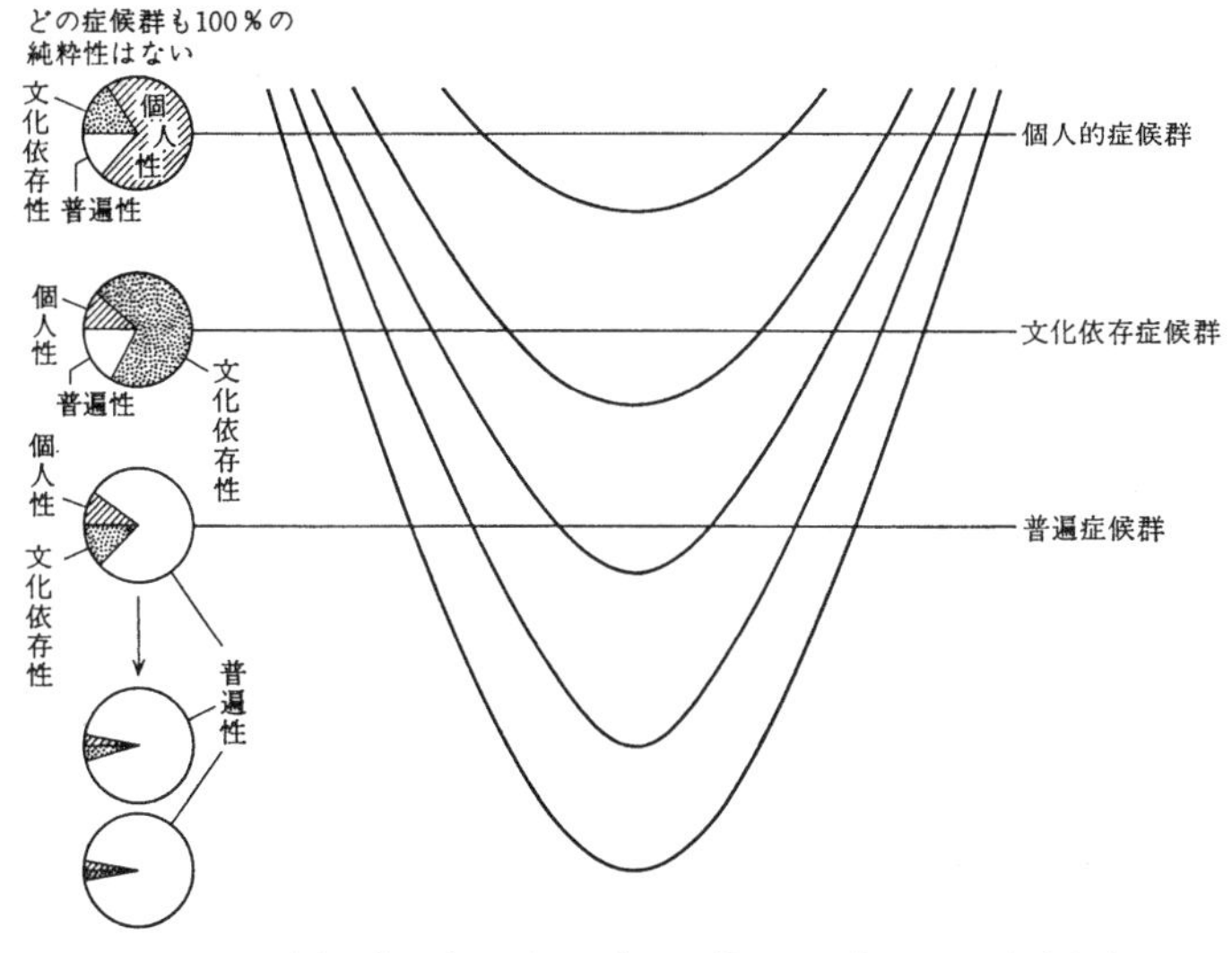

三症候群にありうる病いの深さの違いという側面

中井久夫：『治療文化論』岩波現代文庫，2001年，98頁より

く読むと、わかる人にはわかるようにサインが書き込まれていますから。

それはともかくとして、中井先生があげる分類「普遍症候群」「文化依存症候群」「個人症候群」の三分類は、上のような図として描かれています。

中井先生は、この分類に「深さ（＝重症度）」の尺度を持ち込んでいます。つまり深さという点でいえば、「普遍＞文化＞個人」の順になるという意味です。

その根拠として、統合失調症の発症初期や回復期には患者は文化的ステレオタイプの絵を描くけれども、病気の極期には、文化圏の区別のつかない「混沌としたパターン」を描く、ということがあげられています。

病気が軽症のうちは個人的・文化的要因によって症状は大きく影響されるけれども、重症になってくると個人や文化を越えた普遍的な形があらわれてくる、というふうに読むこともできます。

この指摘にはうなずけるところもありますが、やや腑に落ちないところがあります。まず、病いの深さは測定可能だろうか、という疑問です。さらにいえば、深さはすなわち重症度を意味するのでしょうか。後者についていえば、症状が安定している統合失調症の患者よりも、驚愕反応を起こして殺人や自殺に至るアモック（東南アジアの文化依存症候群）のほうが軽症といいうるかどうか。

あるいは難治性という点からいえば、緊張型の統合失調症よりも、日本人の文化依存症候群と呼ばれる対人恐怖症のほうが難治である場合が多いのではないか。もし中山みきが「個人症候群＝創造の病い」を病んでいたとして、晩年まで教祖として権力に抗いつづけた彼女は果たして「軽症」だったのでしょうか。

コンテクストとは何か

ここで私が、普遍から個人へという補助線を引いたのには理由があります。ちょっと回り道になりますが、文化人類学者のグレゴリー・ベイトソン（一九〇四－八〇年）が提唱した重要な概念に「コンテクスト」があります。ベイトソンによれば、刺激のコンテクストとは「**基礎的信号を分類するメタメッセージ**[3]」ということになります。

ちなみにベイトソンは「刺激のコンテクストのコンテクスト」について「メタメッセージを分類するメタ・メタメッセージ」といっています。ちょっとわかりにくいですが、ベイトソンがあげている例を見てみましょう。[4]

芝居のなかで殺人事件が起こりますが、だれも警察に通報しません。なぜでしょうか。劇中の人間関係のコンテクストは、さらに「芝居」というコンテクストのなかに置かれているからです。このとき、芝居のポスターや指定席の標示などが、芝居（コンテクストのコンテクスト）のマーカーということになります。この「**コンテクストマーカー**」という言葉を覚えておいてください。

エドワード・T・ホールという人類学者は、比較文化論に「ハイコンテクスト」と「ローコンテクスト」の概念を導入したことで知られています。[5] ホールが例としてあげるのは、米国社会と日本社会の比較です。彼によれば、米国はローコンテクスト社会の典型、日本はハイコンテクスト社会の典型、ということになります。

ハイコンテクスト社会においては、文化的なコードが暗黙裡に共有されている度合いが高く、そのぶん、やりとりされる「情報量」が節約できます。「内輪受け」が典型ですが、文脈を共有している仲間同士では、符丁や目配せだけで意図が通じ合えるというような状況ですね。

いっぽう米国のような多民族国家では、あらかじめ共有される文化的コードが少ないため、コミュニケーションに際しては、明瞭にコード化された情報を大量に伝達しあわなければ、意志の疎通がはかれない、ということになります。

ここで一つ重要なのは、**ハイコンテクスト文化のほうが、コンテクストの学習が自動化されている**、という点です。

漫画表現はいわゆる「漫符」を含め、厖《ぼう》大なコード体系の集積で成立しているハイコンテクストな表現ですが、読者のほとんどは意識的な学習抜きでコードをあらかじめ理解しています。ローコンテクストな現代美術やクラシック音楽のようなハイカルチャーとは対照的です。ハイコンテクストな文化があり得るとすれば、そこには「コンテクスト学習の容易さ」という要因が深くかかわっていると考えられます。

コンテクストと中井三分類の関係は？

ここで、中井先生の分類に戻りましょう。

ホールのコンテクスト理論を応用するなら、「普遍症候群」はローコンテクストであり、「文化依存症候群」はややハイコンテクスト、「個人症候群」はもっともハイコンテクスト、ということになるでしょう。たとえば幻聴ひとつとっても、「普遍」ではたんなる精神症状でしかありませんが、「文化」においては象徴的なご託宣として受けとめられる可能性があり、「個人」においてはリアルな命令として意味づけられたりもするでしょう。

ここで重要なことは、中井先生の図からも明らかであるように、**どんな病にも「普遍／文化／個人」の三つの側面がある**ということです。どの側面からとらえるか、が重要なのです。

『治療文化論』で紹介されている事例に、「妖精が見える女子大生」のエピソードがあります。

標準的医療のもとで統合失調症と診断された彼女の話を、中井先生は共感的に傾聴するのみで、いっさい薬物治療は行いませんでした。その後彼女は順調に会社に就職しのちに家庭に入ったといいます。

妖精がどうなったかは記されていませんが、回復したと見てよいでしょう。もちろん中井先生は精神科医として話を聞いていたわけですが、統合失調症のような「普遍症候群」の診断は下さず、彼女だけに起こった特別の体験、すなわち「個人症候群」として向き合ったことになります。

以上の経緯から、「浦河《うらかわ》べてるの家」の当事者研究を連想した方も多いでしょう[6]。患者が従来の診断体系に依存せずに自己病名をつけ、自分自身の困りごととのつきあい方を「研究」するという手法。

中井先生の「個人症候群」の提唱（元論文は一九八三年末出版）と、べてるの家の設立時期（一九八四年）が近いことも偶然とは思われません。

オープンダイアローグにおいても、診断名はあまり重視されず、症状もほかの困難事とひとしく「困りごと」として対応されます。もっともこちらは、当事者研究以上に治療スタッフを交えた「共同研究」の色彩が強いわけですが。

話はすでに治療の領域にさしかかっていますが、中井先生の分類によれば、普遍症候群の治療は家族等の熟知者は不適格である反面、個人症候群の場合は熟知者による対応が奏功しやすい、ということです。これは要するに、**ハイコンテクストの病ほどコンテクストを熟知した者が治療に当たることが望ましい**、ということになりましょうか。

さて、中井理論によれば、精神分析はもっとも「個人症候群」に親和性が高い手法、とされています。

> 力動精神医学が、熟知者の治療、すなわち、私のいう個人症候群の治療として始まり、みずからを鍛えてきたことは歴史的事実ではないか[7]。

> 力動精神医学の卓抜な工夫は、転移・逆転移（あるいはこの現象を何と呼ぼうとも）の発見である。治療者は、疑似熟知者と無記名的治療者との二役を演ずる[8]。

この中井先生の理論を敷衍《ふえん》すると、精神分析は熟知者、すなわち家族をも対象になしうることになりますが、もちろんそれは推奨されていません。

そもそも熟知者という言葉には「互いによく知っている」という相互性が含意されているはずですが、分析家は自身のプライバシーを患者に開示したりはしませんから、患者のことを「深く知る」ことはあっても、「深く知られる」ことは回避しようとします。『治療文化論』で中井先生は精神分析を、個人症候群に対する熟知者のケアになぞらえているわけですが、さすがにそれはミスリードでしょう。

たしかに精神分析家は、患者の状態を診断基準に則して機械的に診断したりはしないでしょうが、患者との関係については診断を下します。「転移」「逆転移」「投影性同一視」など、その種の診断に「解釈」を組み合わせて「深い治療」を試みる。

いささか皮肉な見方をすれば、そうした治療を長く受けている患者は、精神分析という文化に適合した「文化依存症候群」に近づいてしまうこともあるのではないでしょうか。

「心」はコンテクストに依存する

コンテクストの話に戻りましょう。

ハイコンテクストな病には、コンテクストを熟知した者が当たることが望ましい。このルールは、一見もっともなように見えますが、本当にそうでしょうか。

先に触れた「妖精が見える」事例に対して、熟知者たる家族や大学の指導教授が対応していたら同じような回復が起きていたでしょうか。それはちょっと考えにくいですね。やはり熟知者が治療者を兼ねることは難しいのではないでしょうか。かの事例は、熟知者ではないが話を誠実に傾聴してくれた中井先生のケアを受けたからこそ、回復に向かったのではないでしょうか。

このように考えていくと、前提が間違っていたのかもしれません。

三症候群のうちではじつは「文化依存症候群」がもっともハイコンテクストで、「普遍症候群」や「個人症候群」はローコンテクスト。そう考えるほうが適切なのかもしれません。

あるいはそれも見方しだいで、精神医学というコンテクストを中心に据えれば、「普遍症候群」こそがハイコンテクストになりますし、べてるの家のような空間では「個人症候群」こそがハイコンテクスト、ということもありえます。
ここから極論するならば、心の病いという存在も、コンテクスト依存的にしか見出し得ないのかもしれません。

私がここでコンテクストの話にこだわっているのは、それが「心」というものを語るうえで、きわめて重要な意味を持つからです。

私の考えでは、「心」というものについて、それを直接語ることは決してできません。東畑開人の著書のタイトル『なんでも見つかる夜に、こころだけが見つからない』[9]ではありませんが、「心」そのものはどこにも見つからないのです。だから「心」については間接的にしか、つまり隠喩的にしか語れません。これは、**「心」自体が否定神学的な構造を持っているため**と考えられます。

試みに、あなたの今の心のありようを言葉にしてみてください。心のなかに浮かぶ言葉、イメージ、そうしたことしか語れないのではないでしょうか。いやそんなことはない、心の葛藤や欲望について語る言葉があるはずだ、といいたい方もおられるでしょう。しかし、葛藤は苦痛という形で、つまり身体を巻き込まないと表現できません。

純粋に「心の痛み」というものがありうるかどうか、考えてみてください。ありえませんね。なぜなら苦痛といってしまった時点で、私たちは心を身体の比喩で語ってしまっているわけですから。

しかし逆説的なことに、心を語る人は身体のことを忘れているし、身体を語る人は心の存在を忘れがちです。心と身体の関係はそのようになっている。心は身体の隠喩を用いなければ語れませんが、身体についてもまったく心と無関係に語ることは難しい。**心と身体の関係は相互排除的、というよりは相即的です。一方が必ず一方を呑み込む形でしか語れないのです。**

しかし「心の証明」は「意識の証明」と同様、言葉によって行うことは原理的に不可能です。「哲学的ゾンビ」という思考実験（外見も構造も機能もまったく人間と同じなのに、完全に意識や主観を欠いた存在はあり得るのか、という思考実験）が示すように、人間の言動は心や意識抜きでも説明ができるからです。「心の存在」は「（実証はできないので）〝ある〟としかいえない」ものであり、にもかかわらず、その存在が私たちを悩ませている。

ここまではいいでしょうか。

コンテクストは「脳」に由来する

心と同様に、「あるとしかいえない」ものがもう一つあります。それが「コンテクスト」です。

当然ですが、コンテクストには実体がありません。状況証拠として「それがあることで理解が早くなり学習が進む」ということはいえても、仮説以上の存在にはなりえないのです。以上のことから私は「心」と「コンテクスト」を同列に考えています。つまり心は、実体をともなわないという意味において、どこまでもコンテクストでしかない。この点は次章でも述べますが、「人格」や「症状」がコンテクストであることと同じ意味です。

前章で述べたことと関連付けていうなら、「心」とは、内的な自然言語の活動から「脳」が抽出したコンテクスト、ということになるでしょう。本章のタイトル《心は「コンテクスト」にしかない》とは、そういう意味です。そしていうまでもなく、心もコンテクストも「身体」と深く結びついています。

第10章で、ゲームＡＩ研究者の三宅陽一郎の議論を紹介しましたが、彼は知能には身体が不可欠であると考えていました。まったく同感ですが、さらにいえば、**言語の使用においても身体は欠かせません**。

このことについては第10章で、レイコフらの認知意味論を引用しつつ、くわしく検討してきましたね。どこまでも身体に根ざしているにもかかわらず、私たちは言葉を語りながら身体を意識することはほぼありません。ＡＩと会話ができると信じている人は、まさか会話にも身体が必要になるとは思ってもいないことでしょう。

前章でも整理したように、**コンテクストは心ではなく、脳に由来します**。言語を解さない、つまり「心」を持たない動物にもコンテクストは理解できることが、その根拠となります。コンテクスト理解はおそらく脳をはじめとする、中枢神経系にその基盤があると考えられます。これは、言語能力や身体機能が正常なはずの発達障害者において、しばしばコンテクストの混乱や失認が生じやすいことが、その傍証となるでしょう。

ちなみにラカンは「メタ言語は存在しない」といいましたが[10]、言語を基礎づけるものとしてのコンテクストについては多くを語っていません。コンテクストはメタ言語に近い位置づけを持ちますが、それは言語の使用とともに生成変化するものであり、実体がないという点ではやはり「存在しない」のかもしれません。

13 ベイトソンの学習理論

イルカは何を学ぶのか

前章で述べた「動物にもコンテクストが理解できる」例として、人類学者、グレゴリー・ベイトソンがあげているイルカショーでの実験をあげておきます[▼1]。

実験で訓練士は、イルカがある動作をしたときに餌をあげることを繰り返します。イルカはそれを条件反射として学習して、同じ動作を繰り返します。しかし別の回で、訓練士はその動作をしたイルカに餌をあげません。前回とは異なる、新しい動作をしたときに餌をあげます。こうしたことを繰り返すうち、イルカは、それが「新しい動作をした場合に餌がもらえるゲーム」であることを理解します（注：私なりの表現です）。

ここでイルカは、単純な条件反射よりも一段階高度な学習をしたのです。つまり「学習のコンテクスト」を理解したわけです。

対話実践においても、こうした「学習のコンテクスト」は共有されています。つまり、以前触れたようなメタコンテクスト、「コンテクストのコンテクスト」ですね。対話そのものは治癒や改善を目指すものではないという前提は共有されています。ただ対話のプロセスに集中することだけが重要なのであるという前提も。**にもかかわらず改善が起きるのは「そこが治療場面である」というメタコンテクストが共有されているためではないでしょうか。**

むしろ、背景にこうしたコンテクストがあるからこそ、治療のための言葉を用いないというルールが効いてくる。そして、このコンテクストの生成において、身体と言語（否定神学）が交錯しているのではないでしょうか。

本書では「コンテクスト」の語を、基本的にベイトソンの学習理論に依拠して用いています。よって、通常の用法とはやや異なったニュアンスを帯びているかもしれません。

ここで、ベイトソンの学習理論をざっと見ておきましょう[2]。回り道に見えるかもしれませんが、彼の学習の区分は、精神療法の治療機序の理解において、たいへんクリアな見通しを与えてくれるものです。

「論理階型」と「コミュニケーション」

理論的な前提として、ベイトソンはラッセルの論理階型理論を紹介しています。これは「パラドックス」を理解しやすくするためです。簡単にいえば、「（ある集合の）クラスとそのメンバーは、抽象のレベルが異なるため、これらを混同するときにパラドックスが生じる」というものです。たとえば、ある特定の「個人」と、その集合である「人間一般」を混同することなどがこれにあたります。

「私は嘘つきです」と告白するクレタ島人の言葉は、嘘なのか真なのか。よく知られるように、その真偽は決定不能になります。

ところがこれを論理階型で考えるなら、この発言をしている「私」と、発言内容に含まれる『私』の抽象度のレベルを混同することがパラドックスの原因、ということになる。だから、この発言をしているクレタ島人が実際に嘘つきであるかどうかと、「私は嘘つき」という発言内容は論理階型が異なるために、矛盾なく両立できるわけです（「私は嘘つき」という発言の真偽は問題にならない）。

ベイトソンはもう一つ重要なことを述べています。

ベイトソンによれば、知覚、反応、行動、学習、遺伝、神経生理、内分泌、組織、進化などのすべては、情報伝達の法則に従うという意味で、本来的にコミュニケーショナル（コミュニケーション的な）な世界の出来事とされます。彼に従うなら、**コミュニケーションという現象は、**

生命のプロセスそのものであり、純粋に生物学的な次元においてのみ可能となるものです。その意味でベイトソンは、イルカも人間も同じ権利でコミュニケーショナルな存在であるとみなしています。

以上の前提に基づくなら、会話も手紙も電話も、生命のプロセスという点からいえば、すべてがコミュニケーショナルな現象に含まれるとは限りません。つまり、自然言語という不安定な媒介によるやりとりは、生物学的なコミュニケーションとは隔たりがあります。だからいうまでもなく、「対話」も一概にコミュニケーションとはいえません。「情報伝達の確実性が担保されていない」という意味において。

このことから導かれるのは、対話がなんらかの回復をもたらしうるとすれば、それはまさに、**対話がコミュニケーションと呼ぶにはあまりにも不確実な現象である**、という特性によるでしょう。

さて、いよいよベイトソンによる「学習」の分類を検討してみましょう。彼は学習を「ゼロ学習」「学習Ⅰ」「学習Ⅱ」「学習Ⅲ」「学習Ⅳ」に分類しました。それぞれについて簡単に説明していきます。

ゼロ学習――反応が定まっている

これは「試行錯誤によって修正されることのない（単純または複雑な）一切の行為が立つ領

域」であり、この過程では「反応が一つに定まり、それが正しかろうが間違っていようが動かすことができない」とされています。「刺激－反応」が単純な一対一対応のまま変化が起こらない状態であり、ベイトソンはフォン・ノイマンのゲーム理論における「プレイヤー」を例として示しています。

失敗ができず、そこから学ぶこともなく、つまり試行錯誤しない「プレイヤー」の反応はゼロ学習であるということになります。同様に、ＡＩ以前のパソコンのレベルはゼロ学習であったわけですが、じつは現在の生成型ＡＩも、その内実はゼロ学習かもしれないと私は疑っています。

学習Ｉ――反応の定まり方が変わる

これは「反応が一つに定まる定まり方の変化」のことで、古典的パブロフ条件づけ、道具的条件づけなど、心理学のラボでもっとも普通に見られる学習を指しています。「慣れ」の過程とか、学習の消失、抑制過程なども含まれるとのことです。ベルが鳴った後で肉が出るという刺激を繰り返されると、犬はベルの音を聞いただけでよだれを流すようになる、というあの変化です。

肉を示されてよだれを流すこと自体は「ゼロ学習」ですが、ベル＝肉という因果関係を理解することは「学習Ｉ」にあたるわけですね。

ところで、ベイトソンはここではじめて、「コンテクスト」について触れています。学習Ｉ

は、同じコンテクストが繰り返しあらわれることを前提としています。

刺激のコンテクストとは、基礎的信号を分類するメタメッセージです。たとえば、ある単語がどういう意味を持つかを決定づけるのはコンテクストです。「はし」という単語は、食事の話をしていれば「箸」に、建築の話の最中なら「橋」に自動的に分類されるでしょう。刺激のコンテクストのコンテクストとは、メタメッセージを分類するメタ・メタメッセージのことです。この階層構造は、理論上は無限に連鎖していきます。

ここでもう一つ重要なのは、「コンテクストマーカー」の存在です。これはコンテクストの違いを識別するためのシグナル、ラベルであり、具体的には「プラシーボ（偽薬）」「空襲警報」「催眠術の小道具」などがあげられています。いずれも、その場でこれから起きることを意味づけるようなラベル、という意味です。

さらにベイトソンは「**コンテクストのコンテクストのマーカー**」についても例をあげています。前にも触れた「芝居のなかでの殺人」を思い出してください。そのとき観客は、誰も警察に通報したりしません。なぜか。劇中の人間関係のコンテクストは、さらに「芝居」というコンテクストのなかに置かれているからです。ここでは芝居のポスターや指定席の標示などが、芝居（コンテクストのコンテクスト）のマーカーとなっています。

学習Ⅱ──分節化が変わる

ベイトソンの学習理論でもっとも重要な概念は、この「学習Ⅱ」と「学習Ⅲ」だと私は考え

ています。

学習Ⅱは「学習Ⅰの進行プロセス上の変化」と定義されています。学習Ⅰが繰り返されると、学習効率が向上し、学習の速度がはやくなります。たとえば英単語の学習は、語彙力が増えるほど未知の単語も覚えやすくなりますよね。このとき学習する主体は、同時に「学習のコンテクスト」をも学習しているわけです。それは選択肢群（＝コンテクスト）そのものが修正される変化であり、経験の連続体が区切られる（つまり「分節化」）、その区切り方（＝コンテクスト）の変化でもあります。学習Ⅱでは、その際に使われるコンテクストマーカーの変化を伴うとされています。

ここでは特に「コンテクスト＝分節化」という点を強調しておきましょう。パブロフの犬を例にとってみます。

犬にとってベルの音がたんなる無意味なノイズではなく、肉の前触れであると理解されるためには、ベルと肉が交互に示されるだけでは不十分です。犬は「ベルと肉」という二つの刺激を「実験というコンテクスト」において、それぞれ別の刺激として分節することで、その因果関係をはじめて理解することができるからです。もしそうでなければ、「ベルと肉」という不自然な刺激の連鎖がどのように示されたとしても、それが意味を持つことはないでしょう。

これと同様の形式でなされる「神経症誘発実験」は、学習Ⅱレベルの混乱を利用したものです。丸と楕円を見せて、丸のときだけ肉をあげるという刺激を繰り返しながら、だんだん楕円を丸に近づけていくと、識別不能になった段階で多くの犬は精神的に混乱をきたすという例を、ベイトソンはあげています。

学習Ⅱによって「丸と楕円を識別させる」というコンテクストをすでに学習していた犬にとって、識別困難な図形が大いに混乱を招くであろうことは想像に難くありません。もちろん学習を経ていない犬には、この実験は何の影響ももたらさないわけです。

ベイトソンは「なぜ学習Ⅱが起こるか」、そのメカニズムにはほとんど触れていません。重要なのは、コミュニケーションの効果としての「学習」に階層構造があり、そこからコンテクスト概念が必然的に派生してくるということです。

「生物としての人間」を記述するうえで、「階層モデル」はきわめて本質的な意味を持っています。そもそも神経系＝ハードウェアが階層をなす以上、この構造が作動する際に階層構造が生ずることは避けられません。

いっぽうフロイト＝ラカンの精神分析は、人間の心的装置、すなわち「心」には階層構造がなじまないことを早くから見出していました。ここにも脳と心を記述するうえで、相容れない特性があるといえるでしょう。

学習Ⅱは再帰的に維持されやすい

ベイトソンは学習Ⅱの実例として、「性格」「神経症」「転移」などの概念をあげています。「性格」についていえば、「あの人は勝ち気だ、お調子者だ、気難しい、見せたがりだ、消極的だ、心配性だ……」等々の形容は、すべて「学習Ⅱの結果として習得されたパターン」の記述であるとされています。その人が生きるなかで浴びてきた無数の刺激とそのコンテクストを考えるとき、ある刺激の意味づけを決定するのが、学んできたコンテクストの集積である「性格」と考えるなら、たしかにその通りでしょう。

ただ、ベイトソン自身も述べている通り、対人関係における刺激は、非常に多様な意味づけに開かれています。ここで学習Ⅱは「**連続する事象の流れを区切ってまとめる、そのまとめ方**」として機能します。それが正しいかどうか、善か悪かはその機能とは無関係なのです。

「転移」のように、人間関係における学習Ⅱの機能は、過去に経験した人間関係のコンテクストを現在の関係にも応用するような場面で作用しています。治療者に対する患者の転移が、密室的な関係性のなかでこじれていくと、共依存的な病理をはらんでしまうこともありうるでしょう。これなどは学習Ⅱの負の側面といえるかもしれません。

ここで、**n対nの対話実践においては、この種の「転移」がほとんど起こらない**という臨床的事実に注目しておきましょう。これは対話実践における学習理論の応用に際して重要な意味を持ちますので、少し記憶に留めておいてください。

ベイトソンがたとえば神経症を学習Ⅱの効果としてのみ記述して、言語的要素（トラウマなど）が無視されていることには違和感がありますが、要するに神経症を脳の側からのみ記述するとそういうことになる、と理解しておきましょう。

ここで重要になってくるのは「学習Ⅱの学習内容が、それ自体を妥当化する働きを持つ結果、**このレベルでの学習は一度なされてしまうと、根本から消し去ることはほとんどできなくなる**」という指摘です。これは学習Ⅱの過程が、一種の再帰的・自己組織的作動によって維持されていることを意味するでしょう。

この解釈の正当性は、神経症の治療技法として精神分析が唯一のものではなく、ときには行動療法のような「逆学習」の技法のほうが有効でありうることからもわかります。神経症が学習Ⅱによって獲得され、「自分自身を再帰的に強化しつづけているコンテクスト」だからこそ、その再帰的な作動に直接介入し、学習Ⅱを無効化するような認知行動療法が有効でありうるのです。

学習Ⅱについて、私なりに少し補足しておきましょう。

複数の刺激をカテゴリーに分類したり、共通点を見つけて抽象化、概念化したりする機能にも、学習Ⅱが深くかかわっていると考えられます。同様に、帰納や演繹、アブダクションといった推論思考も学習Ⅱなしでは不可能でしょう。

そのように考えるなら、**多くの妄想や一部の幻覚もまた、（誤った）学習Ⅱの産物と考えられます**。とりわけ妄想の多くは、受けとった刺激の多くを妄想を強化する素材として用いることで維持強化される思考と考えられます。そうだとすれば、学習理論の応用によって、そこからの回復を考えることも可能になるのではないでしょうか。

学習Ⅲ――前提の入れ替え

学習Ⅲは「学習Ⅱの進行プロセス上の変化」で、選択肢群がなすシステムそのものが修正される変化です。すなわち、学習と逆学習を通じて、学習Ⅱの起こり方を自在に調節できる状態のことです。このとき学習と逆学習とのあいだで板挟みとなることをダブルバインドと呼ぶわけです。

ここでベイトソンは、はじめてサイコセラピーについて言及しています。これは本書の主張とかなり深くかかわりますので、少し詳しく見ておきましょう。

たとえば学習Ⅲに含まれる変化には、「学習Ⅱで獲得した習慣を自分で変える術の獲得」「自分が無意識的に学習Ⅱをなしえる、そして実際行っているという理解の獲得」「学習Ⅱの発生を抑えたり、その方向を自分で操ったりする方策の獲得」などがあるとされます。

そのうえでベイトソンは、次のように述べています。

「サイコセラピストは、学習Ⅱのレベルで患者にしみついている前提の入れ替えに挑戦する。それらの前提が無意識のもので、また自己妥当性を持つことを考えてみれば、これに成功し患者を立ち直らせることはとてつもない妙技に思えるが、しかし、少なくとも更正する患者がいるのは事実である▼3」と。

つまりここでは、精神疾患や精神症状の多くが、学習Ⅱの産物であるとみなされることになります。いささか単純すぎる見立てで、私もこれには同意しかねるのですが、もしこれが病因論ではなく、成立してしまった症状の再帰的・ホメオスタティックな維持において、多かれ少なかれ学習Ⅱが関係しているという指摘ならば、大いに賛同できます。

こうした前提でベイトソンは、セラピストの戦術について次のように整理します。

「患者の前提とセラピストの前提との衝突を図る」「患者を、診察室の内外で、患者自身の前提と衝突するような行動に導く」「患者の現在の行動をコントロールしている諸前提間の矛盾を示す」などがそれにあたります。

この記述にも単純すぎるところがあり、多くのセラピストが違和感を覚えるでしょう。学習Ⅱによって成立している「前提」の入れ替えというところまではいいとしても、その入れ替えの方法は「衝突」や「矛盾」を企図したものばかりではないからです。

もちろんオープンダイアローグはそうした矛盾を活用する技法ではないし、精神分析にしても認知行動療法にしてもマインドフルネスにしても、その治療機序にはもう少し複雑な要素が含まれています。

ただしそれらは、ベイトソンが精神療法家ではなかったがゆえの誤解であって、治療の本質を「**学習Ⅱで成立した前提なり習慣なり症状なりをどのように入れ替えるか**」とみなした点については、いまなお検討する価値があると考えています。

高次の「種」性へ？

このほか学習Ⅲの具体例としては、「公案」という矛盾した指示によって人為的ダブルバインド状況におかれた禅僧が到達するであろう「悟り」の境地が含まれます。あるいは現象学での「エポケー」ないし「現象学的還元」なども、これに加えられるかもしれません。

いずれも、かなり高度な精神活動ですね。ベイトソンは明言していませんが、これらは事実上、人間のみがなしうる営みであり、このレベルの学習を促進する最大の要素が、言語の機能にほかならないと私は考えています。たとえば言語には、特殊な「コンテクストマーカー」としての機能も備わっているためです。

ベイトソンはさらに、学習Ⅲがきわめて創造的に展開すると「矛盾の解消とともに、個人的アイデンティティがすべての関係的プロセスのなかへ溶け出した世界が現出することになるかもしれない」[4]と推測しています。つまり**生物種としての人間は学習Ⅱによって個としての人間となり、学習Ⅲを経てふたたび普遍かつ高次の種性を獲得することになる**、というわけです。

こちらのプロセスを理想化しすぎた結果、ベイトソンはニューサイエンス運動の教祖の一人に祭り上げられたのではないか、と私は邪推したくなります。

ベイトソンのこうした発想については、対話実践の経験にもとづき、私は賛成できません。学習Ⅲの促進は、個人の主体を溶解させるどころか、より高次で安定した主体性や自発性をもたらすということを、対話実践の経験から痛感しているからです。

学習Ⅳ——SF的進化のイメージ

学習Ⅳは「学習Ⅲに生じる変化」ですが、ベイトソンは「地球上のいかなる成体の生物もこのレベルには達しない」と見ています。ただし「進化のプロセスはこのレベルに踏み込んでいるかもしれない」とつけ加えています。[5]

こうした「進化」のイメージはアーサー・C・クラーク『幼年期の終わり』やグレッグ・ベア『ブラッド・ミュージック』などに描かれたものに近いように思われます。その意味で学習Ⅳは、SFの領域においてのみ、その可能性を理解できるようなプロセスなのかもしれません。

ダブルバインドとは

ベイトソンは彼の学習理論を、人間の心理生活にもそのまま応用しようと試みました。その試みがもっとも華々しい成功をおさめたのが、「ダブルバインド」理論でしょう。[6]

ダブルバインド理論は、以下の六つの要素で定義されます。

（1）二人以上の人間がいて、一人の「犠牲者」と、それより目上の人間（親、教師など）がかかわっている。
（2）犠牲者はそうした関係を一回限りではなく、習慣的に繰り返し経験している。
（3）犠牲者に第一次的な禁止命令が下される（逆らうと罰せられる）。
（4）より抽象的なレベルで、第一次の禁止命令（メッセージ）とは矛盾するような第二次的な禁止命令（メタメッセージ）がくだされる。こちらはしばしば、ジェスチャーや表情、声の調子などといった、非言語的なメッセージとして伝えられる。
（5）犠牲者はその関係から逃げられない（第三次的な禁止命令）。
（6）犠牲者が自分がダブルバインドのパターンに陥っているると自覚しているときは、この定義の項目すべてが必要とされるわけではない。

ベイトソンが例示しているのは、統合失調症の青年の面会に来た母親のケースです。

青年は母親の来訪を喜んで衝動的に母親の肩を抱こうとしますが、母親はとっさに恐怖を感じ、身体をこわばらせます。青年はそれを察知して手を引っ込めると、母親は「もう私を愛していないの？」と問いかけます。息子が顔を赤らめると、今度は「そんなにまごついちゃいけないわ。自分の気持ちを恐れることなんかないのよ」と言いきかせます。その結果、青年は母親が帰った後で看護助手に襲いかかり、ショック療法の部屋に連れて行かれます。

ここで青年の母親は、口では肯定的な一次メッセージ、態度では否定的な二次メッセージを発しています。多くの人はこういう場合、二次メッセージが本音であると考えますから、残念に思いはしても混乱はしません。ところが統合失調症の患者（あるいは自閉スペクトラム症者なども）は、「一次」と「二次」の重みづけができないので混乱してしまうわけです。

こうしたダブルバインド状況は、統合失調症の病因論としては過去のものといえるでしょうが、病理的なコミュニケーションの形式としては、いまなお普遍的な価値があります。

ダブルバインドからの抜け出し方

ダブルバインドが示しているのは、第一に「**コミュニケーションには階層性がある**」という事実です。

その階層性は、学習理論の階層性と重なります。ダブルバインド状況で起きていることは、先の統合失調症の青年のケースでいえば、母親の反応から学習Ⅱのレベルで獲得された「自分は母親から拒絶された」という前提が、母親の言葉からやはり学習Ⅱのレベルで感知される

「母親は愛することを命じている」という要素によって揺さぶられ、解消困難なアポリア（解決のつかない難問）となって青年を苦しめてしまうわけです。

この状況を健康的に解決するには、どうすればよいでしょうか。「母親から拒絶された」という学習Ⅱの内容を、なんらかの形で「自分は本当は母親から愛されている」という別の学習Ⅱに置き換える、という方向性がまず考えられます。

認知行動療法の一部は、こうしたレベルの実践に近いように思われます。ただ、それでは本質的な解決にはならないでしょう。「学習Ⅱの起こり方」そのものが変わらない限り、ふたたび「誤った」学習Ⅱによる症状化が繰り返される可能性があるからです。

それゆえ、より本質的な解決のためには、「**学習Ⅱのありようを変化させる**」べく、**学習Ⅱのメタコンテクストである学習Ⅲのレベルに到達することが要請される**ことになります。

先述の通りベイトソンは、セラピーの結果を「前提の入れ替え」としていますが、私にはもう少し高次の到達点――「公案」から「悟り」に至るような――が要請されるように思われます。

もちろん「悟り」ほど高次である必要は必ずしもなくて、要は自分自身が内外の刺激をどんなふうに学習してしまう傾向があるか、ということへのメタ認知が必要になるわけです。

先の青年の例でいえば、「自分がある状況に矛盾を感じがちなのは、メッセージとメタメッセージの区分がうまくできないためである」という認識を持つことで、ダブルバインド状況による混乱はある程度回避可能になると考えられます。

14 対話と逆説

コンテクストを揺さぶるもの、それが対話

ここまで見てきたように、学習理論とコンテクストは深い関係にあります。本書における「コンテクスト」は、基本的にはこちらの意味、すなわち「学習Ⅱによって獲得されたコンテクスト」の意味で用いられています。もう少し一般的な意味で用いる場合は「文脈」として区別します。

たとえば、統合失調症の回復を妨げるのは「病のコンテクストが固定化すること」「新たなコンテクスト学習（逆学習を含む）が起こらないこと」と考えられます。コンテクストは刺激を

意味づけながら元のコンテクストを強化するという再帰的な作用を持っていますから、そうした固定化が生じてしまいやすいわけです。コンテクストには実体も構造もなく、自己否定的な作動をすることもできません。しかし治療においては、生じてしまったコンテクストを壊したり、新たなコンテクストを立ち上げたりする必要があります。

その作用をもたらす最大の要素が、言語であり対話なのです。**言語のみではコンテクストに呑み込まれかねませんが、対話のプロセスがそれを予防してくれるでしょう**。後述するように、対話にはポリフォニーという重要な機能があり、それが言語の作用に強力なブーストをかけてくれるからです。

発病の過程にもコンテクストは作用しますが、回復過程にもコンテクストは作用します。中井先生が発見した統合失調症の寛解過程における「臨界期」が典型です[▼1]。あの時点でコンテクストが切り替わっていると考えられるからです。慢性化のコンテクストから回復のコンテクストへ。

このとき、最大の変化は身体を舞台に起こります。慢性期のコンテクストにおいては、身体症状が生じない時期が長く続きます。身体は意味づけられることなく脇役に回っているわけです。しかし臨界期に入ると、回復のコンテクストのもと、身体はいっせいに「意味」を帯びはじめ、便秘、月経、胃潰瘍などの「症状」として表出されはじめるのです。

逆の事態もあります。

私たちの臨床経験では、精神医学的には統合失調症と診断されるであろう患者が対話によって回復していく過程で、**一時的に「よくわからない」と言いはじめる**ことがよくあります。

それまでは、周囲の出来事がすべて患者の思い込み（いわゆる妄想）を強化するように作用し、あらゆることが妄想的な意味づけを持つ、いわば「わかりすぎる」状況が続きます。そんな患者が、ある時点で、どこか困ったような安心したような表情で「よくわかりません」と言い出すのです。これなどは、過剰な意味づけを担っていた「妄想」的コンテクストから解放されゆく徴候として、決定的な意味を持つ変化といいうるでしょう。

脳を含む身体には、「心」にはない自然治癒力が備わっていると私は考えています。しかし心が病むとき、その「発病のコンテクスト」を転換する力は、おそらく脳や身体そのものには十分に備わっていません。コンテクストにはそれ自体を強化する作用しかないためです。ときには言語や対話が、病のコンテクストを強化してしまう可能性もあります。

しかし、**ここで有効な介入をもたらす要素もまた、言語であり対話実践なのです**。ただしその介入は、意図的、操作的になされうるものではありません。議論や説得のような方向性を持たず、ただ固まったコンテクストをときほぐす、あるいは破壊するような対話です。

そこでは、逆説やポリフォニーがその真価を発揮します。モノフォニーもハーモニーも、コンテクストの押しつけと強化になりかねないという点で問題がある。新たな意味を、新たなコンテクストとともに立ち上げる主体性は、「コンテクストのポリフォニー／ポリフォニーのコンテクスト」のもとでこそ生成するでしょう。

オープンダイアローグにおけるリフレクティングは、まさにそのために機能するような強力な「コンテクストマーカー」になります。

オープンダイアローグの一部としてリフレクティングを経験した人は、ときにそれを「わざとらしい」「茶番」と感じることがあるようです（そう感じさせたら失敗、という意味ではありません）。そこまでの自然な対話の流れを断ち切って、「対話についての対話」をすること。つまりこの介入が、対話実践の場面に「メタコンテクスト」というマーカーをもたらし、固定しかかったコンテクストを揺さぶることになるのです。

脳と心は出会えない

なぜ言語や対話にそのような力があるのか。ここからまた、少々ややこしい話をしようと思います。

先述したように、コンテクストを生成するのは脳の機能ですが、言語の操作は心の機能であると考えられます。少なくとも本書では、一貫してこの区分を採用しています。ちょっとややこしいのは、これが「心脳二元論」でも「脳と心の相互補完」でもない、ということです。中井久夫の名言「**脳の影が精神であり、精神の影が脳である、あるいは脳から出発すればどこまでも脳で、精神から出発すればどこまでも精神です。出発点をどこにとるかです**」をもう一度思い出してください。

人間の行動にしても精神症状にしても、それをすべて「脳の活動」として記述したり、すべて「心の動き」として説明したりすることはつねに可能です。「正しいかどうか」は問題ではありません。「記述してみることはできる」ということが重要です。そのうえで、あらゆる

「心的現象」については、それぞれの側に記述の限界がある、といいたいのです。

詳しい論証は拙著『文脈病』[2]で行いましたので、そちらも参照してほしいのですが、言語にそなわっている機能的な制約によって、たとえば「コンテクスト」「学習」「起源」「身体」について、**ラカン的に、つまり「心の側」だけ**から厳密に語ることはきわめて困難となります。そのいっぽうで、人間の心が可能にする「欲望」「反復」「固有性」「理性（論理）」などについては、**ベイトソン的に、つまり「脳の側」**だけから語ることはほぼできません。

いや「脳科学的」には可能でしょうが、それが擬似的な説明以上のものになるとは考えにくい。少なくとも私はそう考えています。

余談ですが私が『文脈病』で主張したのは、ラカンとベイトソンが、理論的にはほぼ表裏の関係にある、ということでした。

言語化とは逆説化である

脳において学習Ⅱを介してもたらされた（と記述されうる）コンテクストは、「**小さな真理**」として機能します。性格、主観、トラウマ、症状といった「真理」として、です。それはあくまでも、「その個人にとっての真理」でしかありませんが、個人の行動原理に与える影響の大きさという点からいえば、「普遍的真理」の比ではありません。

この意味で「治療」や「ケア」という行為は、こうした「小さな真理」になにがしかの変化を求める行為ということができます。そのためには、前節で述べたように、コンテクストに揺さぶりを掛ける必要があります。**ただ「客観的事実」や「エビデンス」をぶつけるだけでは、小さな真理はびくともしません**。反証的な事実は、たかだか学習Ⅰとしてしか機能せず、それだけでは学習Ⅱによって生成されたコンテクストを変えるほどの力を持ちえないからです。

コンテクストを確実に揺さぶるためになされるべきは、第一に「言語化」です。

フロイトが精神分析を創案するきっかけとなった患者、アンナ・Oのことを思い出してください[▼3]。彼女は自身の無意識に潜在していたトラウマや欲望を言語化することによって、症状から回復していきました。この過程をフロイトは「除反応 Abreaction」と呼びました。本書の言い方で記述するなら、症状というコンテクストを、言語化が揺さぶり、変質させたことになります。

これに限らず言語化には、多くの治療的な効果があるとみなされています。そのメカニズムとしては、不定型な不安に形を与えたり、ナラティブとしてトラウマを再統合したり、言語化と共有によって苦痛をやわらげたり、といった説明がなされています。これらの説明は一見わかりやすいのですが、どこか言葉足らずという印象も拭えません。

私の仮説を先に述べておきます。

言語化というプロセスは、自然言語が持っている否定神学的機能ゆえに、その対象に「逆説化」ともいうべき作用を及ぼします。

およそ逆説とは無縁な脳とコンテクストは、言語のもっている本質的な作用によって「逆説的プロセス」として記述されてしまいます。極論すれば、いかなる行為、いかなる事象も、言語化されることによって「逆説の可能性」をはらんでしまう、ということです。治療においては、これが決定的な意味を持ちます。

「個人」と「普遍」に潜む逆説

たとえば「自己」について考えてみましょう。

ふたたび中井先生の言葉をもじっていうのなら、すべての人間は「かけがえのない個人であると同時に、人間という生物種の一個体でもある」という二つの側面を持っています。これこそが記述の問題であり、二つの側面は補完しあったり中間をとったりすることができません。「個人としての自己の固有性」を哲学的に突きつめて考えようとすると「種としての同一性」という乗り越え不可能な謎に行きあたり、逆に「種としての人間」を生物学的に突きつめようとすると「個人の固有性」という謎に行きあたります。

本書をここまで読んでくださった読者には、容易に思い至るでしょう。そう、ここにも否定神学的構造があります。

正確を期するために繰り返しておきますが、**脳の機能ならびにコンテクストには原則として逆説はありません**。先述の通り、それ自身を再帰的に強化する作用があるだけです。そのコンテクストを言語によって名づけたり記述したりすることではじめて、逆説的な構造が見えてくる（≒付与される）ことになるのです。

たとえば「個人の固有性」を極めようとする哲学的立場は、多くの場合は無自覚に「種としての同一性」に依存しています。端的にいえばそれは「自分に当てはまることは他の人間にも当てはまる」もしくは「自分の立てたロジックは他者にも理解されるはず」という予断です。自分と他者の同型性を自明の前提にしなければ、ものを考えたり、それを伝えたりすることはできません。

いっぽう、「種としての人間」という思考にも、同様の逆説があります。「人間は種としては同一の存在」という言説を動機づけるのは、異質でバラバラと考えられている存在のあいだに共通構造を見つけ出したい、という欲望です。

いずれの思考も、記述不可能な謎を少なくとも一つは抱え込んでおり、しかもその謎の存在に依拠することで思考が成立している。これこそまさに否定神学的な構造がもたらす逆説でしょう。

ここから敷衍して考えるなら、**ほとんどの精神疾患についても、この二つの記述法が可能となります**。

心の側から記述するなら、すべての病は究極的には「個人症候群」です。しかし脳の側から記述するなら、すべてが「普遍症候群」となります。

あえて図式的な言い方をするなら、個人症候群には精神分析のような心の側からのアプローチが有効であり得ますが、そのぶん種としての病には届きにくいところが残ってしまいます。たとえば「てんかん」は精神分析では治せませんよね。「種としての脳」に働きかける薬物治療か、外科治療が必要となります。

いっぽう普遍症候群については、薬物療法のような、脳の側からのアプローチが有効であると信じられていますが、薬物一辺倒の臨床がいかに患者側の評判が悪いかを考えるなら、そこにも限界があるのは明らかでしょう。個人症候群の側に対する配慮が十分ではないためです。

この問題は常識的には、「個人」と「普遍」の両側面に配慮した治療をする、という形で解決されるでしょうが、それはかなり妥協した言い回しということになるでしょう。

逆説とカリスマ

精神療法についてはどうでしょうか。

精神療法による回復の過程にも、さまざまな逆説が含まれています。オープンダイアローグはその逆説的構造を最大限に活用したアプローチ、とも考えることもできます。

逆説の活用という点で私が真っ先に思い出すのは、催眠療法家のミルトン・エリクソンです。爪噛みの癖があっていつも両親から叱られている少年に、「両親の言葉は無視しなさい」と指示したり、夜尿で悩む少年の相談に、一度も夜尿という単語を使わずに治したりなど、神業《かみわざ》的なエピソードがいくつも知られていますが、その多くで逆説が用いられています。▼4
そのほか有名な例としては、精神科医のヴィクトール・フランクルが創始した「ロゴセラピー」がありますね。▼5 ロゴセラピーでは、不安に感じる行動をあえてやってみることで不安を軽減するといった手法が使われます。

それぞれが有効な介入たり得ますし、ある程度は効果的であることは確実でしょう。ただ、私がそちらの領域に一定以上の関心を持てなかったのは、**そこにある種の「治療者によるコントロール」への志向が見てとれるからです**。どちらも改善のために逆説を応用しているという印象があったのです。「治療や回復のことはいったん忘れていい」とされている対話実践とは対照的です。

エリクソンがいまなお「天才」「神」などと賞賛されるのは、やや意地悪な見方をするなら、そのあまりにも卓越した操作の手腕ゆえでしょう。そうしたカリスマに学ぶところも多々あるとは思いますが、カリスマ頼みではどうしても、実践の領域が「狭く」なってしまうのではないか。私はそこに懸念を覚えました。

逆説だらけのべてるの家

私がもっとも魅了される逆説の応用例は、なんといっても「べてるの家」でなされている「支援」スタイルです。そこではまさに「治療」そのものをカッコに入れた、じつに豊かな「支援」や「援助」がなされている。

べてるの家の理念は、まさに逆説だらけです。[6]

問題だらけでも、「**それで順調**」と考える。「**悩む力**」を取り戻すことが望ましいとされている。「**勝手に治すな自分の病気**」などという標語まであります。

いや、そもそもべてるの家ではじまった「**当事者研究**」そのものが、多くの逆説に満ちています。生きづらさや問題、あるいは精神医学的には病気と診断されてしまうような状態について、一方的に治療をほどこすのではなく、ともに「研究」していこうという姿勢。そこには「問題」や「症状」をいったんは肯定していこうという姿勢があります。

典型はなんといっても、毎年開催されている「べてるまつり」の名物**「幻覚＆妄想大会」**でしょう。参加メンバーが自分の経験した幻覚や妄想を発表しあい、もっともインパクトがあったものにグランプリが授賞されるという催しです。

べてるの家では、私の知る限り、メンバーの回復率や社会復帰率をデータとして公表していません。もちろん、そうしたことがべてるの家の理念と相容れない、ということもあるのでしょう。ただ、断片的に漏れ聞く事例のエピソードなどから、精神医学的な意味でも症状が軽減したり回復に向かったりしている人は少なくないと思われます。

べてるの家や当事者研究の理念は、オープンダイアローグのそれとかなり重なるところがあります。もちろん〝手法〟的な違いは少なくありませんが、ミーティングの重視や、悩みや問題を共有すること、グループの力を活用すること、などはよく似ています。

なかでも最大の共通点は、これまで述べてきたような、**「問題」や「疾患」に対する逆説的な構えではないでしょうか**。特に向谷地生良さんの卓越した言語センスは、問題の置かれたコンテクストを一気に反転させるという点において、他の追随を許さないものがあると思います。

治りたくない——自己愛の逆説的構造

それではなぜ、ケアや治療において、「逆説」がこれほど大きな意味を持つのでしょうか?

精神疾患はほとんどの場合、自己のプロセスそのものを巻き込んでしまいます。言い換えるなら、自己がまったく巻き込まれない病があるとすれば、それは精神疾患としては例外的なものです。記述された自己には逆説的な構造が備わっています。その最大のものが「自己愛」です。

たとえ病気という自覚がある場合ですら、人は進んで治療を求めるとは限らない。繰り返しますが、精神疾患は多かれ少なかれ、自己（のプロセス）を巻き込みます。自己には自己愛が備わっています。病気から治りたいと願うのは自己愛ゆえですが、そればかりではありません。自己愛は治療への抵抗にもつながるからです。精神分析でいう「抵抗」などはその典型といってよいでしょう。

「治る」ということは自己に大きな変化を呼び込むことです。そして自己愛は、本質的に変化に抵抗するものです。

ちなみに、私はかつて自己愛を「自分自身でありたい欲望」と定義しました[▼7]。この定義が正しければ、自己が変化に抵抗するのは当然です。その結果、さまざまな葛藤が生じます。「楽になりたいが治りたくはない」「治りたいが治してほしくはない」「治してほしいが医者に治されるのは嫌だ」といった葛藤が。

本書でも何度か触れてきたように、治療者の側の「治したい」という意気込みが、こうした抵抗をもたらしてしまうこともあります。いや、仮に患者側の「この人に治してもらいたい」という思いと、治療者側の「何が何でもこの患者を治す」という思いが一致している場合ですら、治療への抵抗が生ずることはあり得ます。たとえば「この先生に治してもらいたい」という思いが、「治療という形でこの先生とのかかわりを続けたい」という思いと区別がつきにくくなっているような場合です。

ここにおいて、精神療法が構造的に抱え込んでいる逆説が見てとれるでしょう。「**治りたい、あるいは治したいという動機の中心に、治療への抵抗がひそんでいる**」という逆説が。

別の言い方をするなら、治療目標は治療においてもっとも重要なものであると同時に、治療を阻害する最大の要因であるかもしれないという意味で、ここにも否定神学的な逆説構造が見てとれます。

目的への抵抗——対話のための対話

「中動態」の箇所（第1章）で参照した國分功一郎によれば、目的はしばしば個人の行為を正当化します[8]。

目的のために手段や犠牲を正当化するという論理から離れることができなければ、人間は自由になれません。國分はここで自己目的化した「ゲームのためのゲーム」を評価していますが、同様のことは「対話のための対話」についてもいえるのではないでしょうか。対話に際して人は、目的や動機に縛られない自由な対話を続けることこそが重要なのです。

「患者の変化」という意味での治癒を目標とする治療行為は、こうした逆説構造ゆえに、つまずきます。患者を患者としてしかみない態度は「患者の他者性」を捨象しがちであるために、その尊厳を傷つける結果につながりやすい。いっぽうで患者個人にのみ照準する治療者は、しばしば治療行為の意味を見失って途方に暮れることになるでしょう。

かくして治療目標への固執は、しばしばその強さに比例するような治療への抵抗に出会うことになるでしょう。

以上のようなことを避けるには、「他者」と「治療行為」がともにはらんでしまう否定神学的、逆説的な構造を十分に理解しておく必要があります。理解がすぐ実践をもたらすわけではありませんが、善意から他者を変えてやろうという直線的な試みが必然的にはらんでしまう逆説に対してナイーブなままでは、エビデンス主義の誤謬から距離をとることが難しくなるでしょう。

それというのも**エビデンス主義は、しばしば「すべての患者と治療者は、つねによりよい治療と回復を欲している」という素朴な人間観を暗黙の前提にしているためです**。経済学が、つねに最大の利潤を追求するホモ・エコノミクスを前提にすることと同じ誤謬がここにはあります。

対話には、ゴールという意味での目的がありません。目的がないのでプランもありません。目指すべきは対話の継続それ自体であり、蛇足的なことを追加するなら「よきプロセスと一体化すること」ともいえます。

ゴールを設定しないことの積極的な意味としては、学習IIによって生成するコンテクストが、ゴールによる制約を免れることで多様化し、その切り替わりのプロセスが生じやすくなるということがあります。

ここでオープンダイアローグの原則である「不確実性に耐える」を思い出しておきましょう。これは「不確かさに耐える」だけではなく、「**不確実であることこそが回復のプロセスを促進する**」という逆説でもあります。「よきプロセス」のためには、ゴールや目標は不要である以上に、阻害要因ですらあるのかもしれません。

ひきこもり治療における逆説

かなり抽象的な議論が続きましたので、少し具体的な話もしておきましょう。私の本来の専門はひきこもりなのですが、ひきこもりの臨床ほど逆説に満ちた現場もそれほど多くはないでしょう。

なかでも最大の逆説としては、**ひきこもりの支援においては就労や社会参加を目標とするべきではない**、というものがあります。もちろん最終的には就労を中心とした社会参加に帰結することが多いのですが、それでも就労をゴールに設定することは間違いです。それはなぜでしょうか。

ここで、第5章で引用した当事者の言葉を思い出してください[▼9]。「『働け』と、ひきこもりを説得しても無駄なのは、指示や説教が当事者の力を奪うからだ」。まさにその通りなのです。就労へと向けた議論、説得、アドバイスはその意味で有害無益でしかありません。

治療やケア全般にいえることですが、「説得」や「アドバイス」はあまり役に立ちません。これはひきこもりに限った話ではなく、たとえばアルコール依存症の人に「飲酒は体によくない」「禁酒を目指しましょう」と説得することも、同様に無益な試みです。ちなみに私の知る限り、依存症の臨床も多くの逆説に満ちています。

そもそも「就労しない自由」を認めずして、就労支援はできません。なぜなら「働かなくても大丈夫」と安心できて初めて、ひきこもり当事者の多くは、安定した就労動機を〝発見〟することができるからです。

私の考えでは、最高の「（就労）動機」は、自分自身で発見したものです。その際、**家族や支援者の仕事は「動機を与える」ことではなく「動機の発見を助ける」ことにほかなりません。**私が当事者にとって「安心・安全な環境」を重視するのは、そのためでもあります。「就労しない自由」と「安心・安全な環境」があってはじめて、動機発見のプロセスが立ち上がるということです。

それではひきこもりの「支援」とは何をするのか、本人まかせでいいのか、と疑問に思われる人もいるでしょう。

私がしていることは基本的に「環境調整」です。まずは当事者に対して圧力をかけたり、それこそ議論や説得に走りがちな家族に介入して、関係の修復をはかります。当事者に対人恐怖や強迫症状などがある場合は治療的介入も行います。当事者が希望すればデイケアや自助グループなどの集団を紹介することもあります。

対話が続いていれば大丈夫

しかし、一貫して心掛けているのは、家族との対話が活発化するような働きかけです。極論すれば私の考えは、家族であれ支援者であれ、「**当事者との対話が続いてさえいればなんとかなる**」というものです。それゆえ介入の基本方針も、家族に限らずかかわりのある人との対話的な関係が続いていくようにうながすことが主眼となります。

要するに私がしていることは、オープンダイアローグのプロセスにおいて起きているであろうプロセスに似たものを、ひきこもり支援のなかに導入しようという試みです。議論や説得をしないように働きかけたり、対話をうながしたりする介入は三〇年前から実践していましたが、オープンダイアローグと出会って自分がしていることの意味を明確に記述するための言葉を手に入れることができました。

それ以降は、以前よりも確信を持って「対話が続いていれば大丈夫」と保証しつつ、ゴールもプランもない支援の価値を提唱しています。実際、それだけの介入で成果のあがる事例が増えつつありますし、幸いなことにこの方針は、多くの当事者の方からも支持されています。

ひきこもりの臨床は一つの典型例といえますが、それに限らず多くの臨床現場において、逆説をはらんだ対話実践が有効でありうるのです。

15 コンテクストの転換に向けて

ここまでは逆説の持つ治療的意義について述べてきました。ここから先は回復の本丸ともいうべき「いかにしてコンテクストは転換されるのか」について述べてみようと思います。**オープンダイアローグで「プロセス」と呼ばれる現象は、「コンテクストの転換」がその本体、あるいは重要な契機なのではないでしょうか。**その意味でプロセスは、「物語」や「ナラティブ」とは異なっています。

もしこの仮説が正しければ、治療やケアにおいてなされるべきことの一つとして、「コンテクストの理解」と「コンテクストの揺さぶり」があるでしょう。

「コンテクストの操作」としなかったのは、そもそもコンテクストの本性上、意図的操作が不可能であるからです。操作の意図を持ってコンテクストにかかわることが「操作」というメタコンテクストをもたらしてしまい、それ自体は操作できないからです。

「小さな真理」はなぜ強固か

脳のプロセス、心のプロセスのいずれにも否定神学的な構造がある。これは、それぞれのプロセスを言語で記述する場合にのみ、見えてくる構造です。脳の側から記述する場合、心の側から記述する場合、いずれの場合にもプロセスが逆説をはらむのはこのためです。多くのプロセスがなんらかの臨界に到達するのも、この逆説ゆえです。

精神疾患は性格などと同様に、学習Ⅱの帰結として記述できるでしょう。これは病因論ではなく、病理の本質が学習Ⅱである、という意味でもありません。症状の成立と維持を学習Ⅱとして記述できる、というだけの意味です。学習Ⅱは逆説を持たず、内外の刺激をひたすらそれ自身を強化するために用います。

このときサイコセラピーの機能は、なんらかの形で学習Ⅲのプロセスを賦活して、学習Ⅱによって固着してしまった症状（＝コンテクスト）**をときほぐすことです**。繰り返しますが、それが真の治療機序である、といいたいわけではありません。学習とコンテクストを重視する視点からは、よい治療、よいケアを、そのように記述できる、というほどの意味です。

ベイトソンも指摘するように、学習Ⅲが可能となるのは人間だけです。なぜでしょうか。ベイトソンは明言していませんが、これこそが言語の作用であるからです。ここにおいて、言語の否定神学的な構造が重要になります。記号ではなく言語を用いることで、あらゆる場所に潜在している否定神学的な構造の認識が可能になるからです。

どういうことでしょうか。

先述したように、コンテクストもプロセスも、固有性も種としての同一性も、あるいは治療の過程についても、それらはすべて学習Ⅱの産物とみなすことができます。それらは学習によって強化されたコンテクストという意味で、それぞれが「小さな真理」として成立し、機能しています。その意味で、治療チームも患者のネットワークも、それぞれが「小さな真理」（≒主観、性格、症状など）を内包しており、そこに優劣はありません。

「真理」というのは、もちろん主観的真理という意味ですが、それは個人のレベルでは学習Ⅱという形で成立し身体化されてしまっているので、**訂正することがきわめて困難であり、たんなる反論や反証**（学習Ⅰ）**による変化は期待できません**。それゆえその個人にとっては客観的な真理と同等か、それ以上の意味と価値を持つことになります。そこでは高邁な信念も、被害関係妄想も、ほぼ同じ位置づけになります。

余談めきますが、フェイクニュースを信じ込んでしまう人がこれほど多いという状況も、いったんフェイクを学習Ⅱとして取り込んでしまうと、あらゆる情報はフェイクを強化する方向に作用し、事実（学習Ⅰ）での修正はきかないためとも考えられます。

言語という「嘘」の効用

しかし、こうした「真理」に言語が介在し、言語による記述を試みた瞬間に、すべてのプロセス、すべてのコンテクストは「逆説≒嘘」をはらんでしまう。学習Ⅱに留まって言語化されていなかった欲望やトラウマが、言語化によって除反応、すなわち治癒に向かいうるのは、**言語化されざる「真理」が、言語化によって虚構化されるため**、という意味があるはずです。

別の言い方をするなら、真理はしばしば逆説的形式でしか記述できません。それはすなわち、真理は嘘の形式でしか言明できない、ということでもあります。

このとき言語化の作用は、多少なりとも学習Ⅲの契機をもたらしています。成立しているコンテクストを、完璧に言語化することはできません。しかしコンテクストが不完全にせよ——コンテクストマーカーとして——言語化されうるという理解は、その後のコンテクスト学習（＝学習Ⅱ）の起こり方を確実に変化させるでしょう。この過程もまた、学習Ⅲにつながります。コンテクストに揺さぶりをかけるには、ベイトソンがいうように別のコンテクストと衝突させるだけでは、おそらく不十分です。それだけでは当該コンテクストへの固執がいっそう強まるか、逆に別のコンテクストに乗っ取られてしまうか、のいずれかの帰結になるからです。このとき学習Ⅱの内容は変化するとしても、学習Ⅱの「起こり方の変化」（＝学習Ⅲ）は期待できません。

ではどうするのか。**それこそが対話なのですが、その入り口に「言語化」があります**。

対話の機能の一つがコンテクスト（学習Ⅱ）の言語化です。「一つの真理」として患者にとりついているコンテクストに、言語化によってほんの少しの「嘘」を注入するのです。それを可能にするのが、言語という否定神学エンジンの作用です。このエンジンの素晴らしい性質は、すべての「小さな真理」を、逆説的真理という形式に置き換えてしまうところです。

たとえば「主観」を語ることは、自分自身の真理を逆説的形式で語ることにほかなりません。どういうことでしょうか。典型的には「自己言及のパラドックス」があります。これはたとえば「私は嘘つきです」という発言は真か偽か、という哲学的議論のことです。厳密に論理的に考えるなら、この言明の真偽は決定できません。発言が真と仮定しても偽と仮定しても、いずれの仮定も真になり得ないからです。

しかし、人が主観的に「私は嘘つきだ」と思い込む事態は十分にあり得ますし、それは文脈的には「私は嘘が多い人間だ」あるいは「私は（一つの）重大な嘘をついてしまった」などの意味として理解されるでしょう。つまり「私は嘘つきだ」という小さな真理（コンテクスト）は、言語としては逆説をはらんでしまう。これがたとえば「主観の逆説」の一例です。

基盤としての身体

「コンテクストの言語化」が、不完全ながらも可能になるのは、言語とコンテクストとが身体という基盤を共有しているためもあるでしょう。言語の身体的な基礎については、レイコフらの理論を援用しつつ、すでに詳しく検討しました。ではコンテクストについてはどうでしょうか。コンテクストは、学習Ⅱによって定着し強化される場合、必ず「身体化」されます。トラウマ体験が身体化されるのはその好例といえるでしょう[▼1]。

たとえば宮地尚子は、トラウマが「心と身体のつなぎ目」に作用する、と述べています[▼2]。宮地はＤＶ被害者が非常に多彩な身体症状を呈することに注目しました。そこにはフラッシュバックとしての痛覚や、身体の震えや動悸などの自律神経症状、不眠や倦怠感などが含まれます。またトラウマの結果として生じる「解離」症状も、トラウマに関連するような行動を無意識に避けるなどの形で、身体を巻き込むことが多くみられます。つまり、学習されたコンテクストとしてのトラウマは、このような形で身体化されているわけです。

トラウマはもっともわかりやすい例ですが、これに限らず、あらゆるコンテクストは身体レベルで機能していると考えられます。ＡＩが「フレーム問題」を不得手とするのも、ＡＩが身体を欠くゆえにコンテクストを理解できないことが最大の要因ではないでしょうか（筆者注：フレーム問題とは、ＡＩがある環境のもとで適切な行動を選択する際に、どの情報が重要でどの情報は無視できるかを判断できなくなるという未解決の問題。ＡＩが無限に起こりうる可能性を考慮してしまうために起こるとされる。これは見方を変えるなら、選択肢を絞り込んでくれるコンテクストというものをＡＩが適切に理解できないことを意味する）。

ここで一つの興味深い事実があります。**言語にとってもコンテクストにとっても、その基盤としての「身体」は、ほぼブラックボックスのような位置にある**、ということです。実際、レイコフらの議論以前に、「言語の基盤としての身体」はほとんど検討されていませんし、コンテクスト学習の提唱者であるベイトソンも、コンテクストと身体の関係についてはほとんど言及していません。

言語とコンテクストの否定神学的構造を考える場合に、まさにその機能的中核をなす欠如の位置を「身体」が占めているということ。ラカン理論でいえば、ちょうどファルスのポジションですね。

つまり私は、**「ファルス」の代わりに「身体」を導入することで、ラカン理論の否定神学的な価値をリサイクルできるのではないか、**と考えているわけです。

中動態「発見」の画期性

もう少し、理論的な話を続けましょう。

國分功一郎の著書『中動態の世界』[3]は、思想界のみならず、多くの臨床家に衝撃と感銘を与えました。同書の冒頭は依存症経験者との会話からはじまります。クスリや酒に手を出すことは、受動なのか能動なのか。たとえば「依存症者は自己責任」とする批判は、依存が「能動」であるとみなすことで可能になります。

しかし周知のように、依存症は「能動」や「受動」で語れるような問題ではありません。飲酒は意志的な選択によるものでも、病気によって強いられるものでもないからです。

國分はバンヴェニストに依拠しながら、現代にあっては失われつつあるとされる「中動態」を探求します。そこで中動態は以下のように定義されます。

> 能動では、動詞は主語から出発して、主語の外で完遂する過程を指し示している。これに対立する態である中動では、動詞は主語がその座となるような過程を表している。つまり、主語は過程の内部にある。[4]

同書では中動態の例として、「できあがる」「欲する」「惚れ込む」「希望する」などがあげられています。

國分によれば、デリダは次のように述べています。

> おそらく哲学は、このような中動態、すなわちある種の非－他動詞性をまず能動態と受動態へと振り分け、それを抑圧することで自らを構成したのである。[5]

つまり中動態の抑圧こそが、いまに至る哲学の起源にあるというのです。私の考えでは、これは哲学に限った話ではありません。医学を含む自然科学全体が、「能動－受動」の語法で構築されています。これはおそらく、自然科学の基盤をなす因果律、すなわち「原因から結果が生ずる」という単線的な記述が圧倒的に優位なためでしょう。

この単純な因果律を人間の行動にあてはめると、「AをしたからBになった」は能動態の記述を要請し、「BになったのはAをされたから」は受動態の記述を要請します。つまり「**能動－受動」の語法は、因果関係の記述においてきわめて有効なのです**。

このように考えるなら、中動態が抑圧されてきた経緯も理解しやすくなるでしょう。少なくとも自然科学や哲学といった学術領域の記述法としては、能動－受動の圧倒的優位性が存在します。ひきこもりを例にとるなら、その原因は「本人の甘え、意志の弱さ、発達特性」などであり、それが自室へひきこもるという能動的選択につながり、傍目には何年間も社会参加せず自室からも出てこないという状態に帰結します。この状態は、あたかも「主語の外」で起きる状態として記述されます。

因果の鎖から解き放つ

いっぽう、ひきこもりを中動態で考えるとどうなるでしょうか。

國分の指摘するように「中動では、動詞は主語がその座となるような過程を表している。つまり、主語は過程の内部にある」わけですから、主体は「ひきこもり」という行動の原因ではありません。始まりから終わりまで「主体がひきこもりという行為の内部にある状態」であり、そこに単純な因果関係は想定されていません。

たとえば、ひきこもりを何らかの診断分類にあてはめて医療化することは、ひきこもりを「能動－受動」で記述することにつながりますが、ここからは有効な介入方法が見えてきません。**「能動－受動」は一切の逆説を許容せず、単線的な因果律にもとづき、明確なゴールと合理的手法にもとづいた介入に傾きがちです**。しかし先述の通り、社会参加せよという批判や説得でひきこもりは変わりませんし、治療すらも拒否されがちです。つまり、「能動－受動」の発想だけでは、ひきこもり対応は成立困難になるのです。

しかし中動態的に考えるなら、原因や意志の問題はさしあたり棚上げにできます。ひきこもりという状態の原因や犯人を捜すことはせず、社会参加や就労というゴールもいったんはわきに置いて、回復を妨げる要因を一つひとつ、対話的に解消することが試みられるでしょう。そうした試みを粘り強く続けていくなかで、いつの間にかひきこもりを抜け出していることがめずらしくありません。

このように、病気やその治療の過程で起こることについて「中動態」で語り直し、記述し直すことが大きな意味を持ちます。**そもそも「治る」という言葉が中動態的です**。その全過程において、患者の主体は「治る」過程のなかにあるのですから。

中動態としての対話は何をもたらすか

私はかつて、オープンダイアローグの対話空間もまた中動態的であるとする論考を発表したことがあります[6]。

オープンダイアローグの過程においては、意志決定の過程の透明化とともに、誰であれ対話を強引に方向づけたり結論に誘導したりすることがないよう、慎重な配慮がなされています。「ファシリテーター」がいても「司会者」や「議長」がいないのはこのためです。

このとき対話は、妥協と調和を目指すのではなく、参加者それぞれの意見の多様な「違い」が共存できるような空間を目指します。意志決定はこうしたポリフォニックな空間から、**決定の主体は曖昧なままに、おのずから導かれる**とされています。まさに中動態的な過程ですね。

たとえば説得や議論は、決断や結論を追求するための、きわめて能動的な行為です。オープンダイアローグにおける対話実践は、こうした一切の能動性から距離を保ち、対話の継続のみを目的とします。その過程からあたかも副産物のようにして「決断」や「選択」がもたらされ、「改善」や「治癒」といった変化が生成してくるわけです。

この**中動態的な生成過程への信頼と楽観が、対話実践の基盤にある**と考えられます。

ちなみに対話実践と中動態をめぐる議論についてある国際学会で発表したさい、セイックラやアーンキルからおもしろい視点として評価されたことがあります。そうした経緯からも、オープンダイアローグと中動態の関係についての論点はそう的外れではなかったと自負しています。

ここで考えておくべきは、**コンテクストもまた中動態的に生成する**、ということです。もちろんそれは学習IIの結果、ではあるのですが、ベイトソンのいう学習とは、能動的に起こすものというよりは、中動態的に起きてしまうもの、最近の言い回しでいえば「学び」が勝手に立ち上がるような現象を意味しています。

ここから大胆に敷衍《ふえん》すると、コンテクスト生成の基盤である脳神経系の作動そのものが、本質的に中動態的なものなのかもしれません。これに対する心と言語の作動、すなわち否定神学エンジンは、徹底して「能動－受動」に親和性が高いと考えられます。

そうだとすれば対話実践とは、言語という、ややもすると「能動－受動」に傾きがちなツールを対話的に駆使することで、中動態的な過程をシミュレートすることなのかもしれません。このあたりの議論はたいへん重要なので、いずれ機会をあらためて深掘りしたいと考えています。

以上見てきたように、**オープンダイアローグの対話空間は、コンテクストという小さな真理（学習II）を、言葉によって逆説的真理という虚構に置き換え、それをひたすら交換し共有しあ**

う中動態的なプロセスとして記述できることがわかりました。

症状のコンテクストを乗り越えさせるのが、コンテクストそのものがはらんでしまう限界を俯瞰できるメタコンテクストの理解です。経験をコンテクストとして理解するとき、それは学習Ⅱのプロセスが起動していることを意味しますが、それがときには、再帰的に病のコンテクストを強化してしまう場合もあります。ここで治療的なプロセスとは、コンテクストの切り替わりを繰り返しながら、自身の学習Ⅱの傾向をメタ認知していく過程を意味していると考えられます。

コンテクストを揺さぶり、「正常化」すること。先述した通り、コンテクストは意図を持って操作することはできません。コンテクストへの介入が、どういう帰結をもたらすかは原理的に予測不可能だからです。その意味で「コンテクストの正常化」の手段は理論化することができません。

結果が予測できない介入を続けることは危険ではないのか、という当然の疑問が出てくるでしょう。

この疑問に対していえることは、パッケージとしての対話実践は原則として安全であり治療的介入としても成果をあげているというところまでです。フィンランドのODLONG研究（本章文献▼11参照）、あるいはイギリスで実施されたODESSI（第12章文献▼1参照）など、さまざまなエビデンスが蓄積されつつあります。また、二〇二一年五月には、WHO（世界保健機関）の地域精神保健サービスに関するガイダンス『人間中心の、権利に基づくアプローチの促進』において、オープンダイアローグは「グッドプラクティス」の一つとして紹介されています。[▼7]

本来は相容れないかに見えるオープンダイアローグとエビデンスの関係については、後述します（二四五頁）。

安全に不確実であるために――七原則の意味

ここであらためて、プロセスとコンテクストという視点から、オープンダイアローグの原則とルールを検討してみましょう。

オープンダイアローグにおいて、その根底に一貫してあるものが倫理的要請です。そこでは、患者の尊厳、権利、自由が最大限に尊重されます。他者として尊重されることのなかに、権利の保障と発話の自由の保障が含まれています。

これは対話実践の空間に最大限の安心と安全を確保するための手続きであり、あらゆる治療プロセスの起点でもあります。倫理性はいわば、治療プロセスの自由な発展のために欠くべからざる要請なのです。

七原則の①**即時対応**は、急性期の「窓が開いた」状況へのアプローチを通じて、病と回復のプロセスの可能な限り「はじまり」に近いところでの介入を意図しています。これは、よりよいプロセスのための必要条件と考えられます。ただし日本の――というかトルニオ以外の――臨床現場では、もっとも遵守が難しい原則でもあります。

②**社会的ネットワークの視点を持つ**は、プロセスとコンテクストをもたらすもっとも強力

な要因である患者のネットワーク（家族などの関係者）の参加をうながすことで、複数視点の導入とポリフォニックなコンテクストの導入が容易になります。患者単独でも対話実践は成立するとされていますが、私の経験上、やはりネットワークメンバーがいてくれるほうが、よいプロセスにつながりやすい。これは関係性そのものが、強力なコンテクストマーカーとして作用するからでしょう。

③**柔軟性と機動性**、すなわち、その時々で移り変わる患者のニーズに合わせることは、患者におけるコンテクストの自発的な変遷を邪魔しないという姿勢にもつながります。

④**責任を持つこと**と⑤**心理的連続性**については、同じ治療メンバーが最初から最後までかかわることを保証することで、プロセスの質を担保しようとする試みとなるでしょう。

⑥**不確実性に耐える**と⑦**対話主義は**、プランも評価も抜きで、ただ対話のプロセスにのみ集中することの価値を強調します。

何度も述べてきた通り、学習Ⅱから学習Ⅲへのジャンプは、意図的に起こすことができません。「意図」や「計画」のコンテクストが加わることは、学習Ⅱについてのメタ学習を阻害します。それは不確実であるからこそ、可能になるのです。

逆に「不確実性」のコンテクストこそが、メタ学習を促進する可能性すらあります。不確実であろうとする心は、その否定神学的な構造ゆえに、確実な変化をもたらさずにはおかないからです。

学習IIを相対化する

対話実践は多くの場合、「主観と主観の交換」としてなされます。なぜならば、主観こそが学習IIの成果そのものであるからです。

客観的事実は学習Iにほかならず、学習Iをいくらぶつけても学習IIは変化しません。学習IIが変化しうるのは、相手の主観、すなわち学習IIに繰り返し触れることで、学習IIを相対化する可能性がひらかれる場合のみです。

対話において人は、それぞれの学習II、すなわち「他者のコンテクスト学習のスタイル」を共有しています。かくして、交換のなされる双方において、学習IIの（起こり方の）変化が生じることが期待できます。

議論や説得が無意味であるのも、同じ理由によります。これらはいずれもモノローグであり、モノローグはつねに学習Iとしてしか機能しないのです。

ポリフォニーとは、「異質な価値観の共存」と呼ばれていますが、この文脈でいうならば、**異質な学習IIが交錯する空間**ということになります。もちろん、多様で異質な学習IIに触れればただちに学習IIIが起こるわけではありません。ただ、次のことは期待できるでしょう。

個人精神療法の場面では、かなりスキルの高い治療者でない限り、説得や議論のような対立や衝突が生じやすくなります。これは実質的に学習I同士の軋轢でしかなく、ここから有意義な変化は期待できません。

しかしｎ対ｎの対話空間では、対立関係よりも共存関係の成立のほうが容易になります。ここでは端的に集団の力が働いているように思います。

「声の重なり」に余白が浮かび上がる

このとき決定的な意味を持つのが「声」です。声を重ねること、響き合わせること。すなわち多声性です。

多様な価値観の共存を図るうえで、「声」がもっとも優れていることは論をまたないでしょう。意味を伝達するメディアとしては、ほかに表情やしぐさ、画像や文字、記号などが考えられますが、本質的な意味で「重ね」、「響き合わせる」ことができるのは声だけです。

声は重ねることで等価的な共存をあらわし、重なり合いから余白が浮かび上がります。この**多声性の余白こそが、ポリフォニーの真価である**と述べることもできるでしょう。患者の認知は、ときにこの「対話の余白」に向けられ、この余白について学習Ⅱが作動することは、そのまま学習Ⅲのプロセスとしての「主体性の回復」に接続しうると考えられるからです。どういうことでしょうか。

対話的ポリフォニーの余白において「コンテクストの共存可能性」を意識せずに受け容れることは、「コンテクストがつねに真理とは限らない」というメタコンテクストの自然な受け容れにつながります。メタコンテクストの受容は、すべての「小さな真理」がはらむ逆説を身体に差し戻します。このとき小さな真理は上書きされるとともに、新たな学習のスタイル、すなわち「逆説的真理の学習」という意味での学習Ⅲが成立すると考えられるのです。

「声」はまた、一つひとつが固有の声であることにも意味があります。それは個人の固有性を指し示すばかりではありません。声にはまた、固有の関係性も映し込まれるでしょう。

それゆえオープンダイアローグにおけるポリフォニックな対話空間は、匿名的な空間ではありません。参加者はすべて固有の名前、固有の関係性のもとで参加しています。つまり、そこで語られたすべての言葉に「固有性」と「関係性」のコンテクストが付随しているのです。

固有名はもちろんのこと、関係性がつねに強力なコンテクストマーカーとして機能することは、「ダブルバインド」で例示した母－息子関係からも明らかでしょう。「固有性」や「関係性」のコンテクストそれ自体が、患者における「小さな真理」（困りごとや思い込みを含む）を揺さぶる機能を持っているのです。

あるいは、同じ意味のことを違う声として響かせることもまた、ポリフォニーをもたらすでしょう。

たとえば患者が、自分の話したこととまったく同じ内容を、治療スタッフや違うメンバーの声を通してもう一度聞くこと。そこにもポリフォニーの契機が生まれます。

ずっと自分自身の声として聞いていた「小さな真理」が、他者の声によって語り直されること。そうすることで、ときに「小さな真理」が、別のコンテクストのもとに置かれることになります。そう、ここにも学習Ⅲの契機があるのです。

縦断的ポリフォニーとは――「ポリバインド」の発見

セイックラによれば、ポリフォニーには参加者間で起きる「水平のポリフォニー」と、参加者個人の内面で生ずる「垂直のポリフォニー」があります。[8]

これは空間的な区分ですが、私はここに時間軸も導入できると考えています。「いま・ここ」で起きる**横断的ポリフォニー**に加え、ミーティングとミーティングの間で生ずる**縦断的ポリフォニー**があると考えられるからです。

たとえばダブルバインドは、一種の「横断的ポリフォニー」のような形で、一気に学習Ⅲへのジャンプをうながす可能性がありますが、侵襲性も高いことが知られています。オープンダイアローグにもそうした横断性はありますが、同時的なダブルバインドよりは、時間軸に沿って**ポリバインド**のようなプロセスが進行し、これがミーティング間の「縦断的ポリフォニー」につながっていると考えられます。

ポリバインドというのは私の造語ですが、参加者が三人ならトリプルバインド、四人ならクアドラブルバインドのように、結論が出ずに複数の拘束が生じている状態を指します。ただし、拘束力はダブルバインドが最強で、数が増えると緩やかになると考えられます。

結論が出なかったミーティングの後に残る「もやもや感」は、こうしたポリバインド的な緩い葛藤の効果ではないかと考えられます。そうした葛藤の緩やかな持続が、次のミーティングまでの期間になんらかの有益な変化を喚起しているのかもしれません。

以上のようにポリフォニーは、対話実践にさまざまな形の学習Ⅲをもたらします。ここではそうした形について、できるかぎり高い精度で記述したつもりですが、もちろんすべてを尽くせたわけではありません。

さらにいえば、あまり指摘されていないことですが、参加者の「顔」もまた、ポリフォニーに寄与しているとは考えられないでしょうか。

詳しい論証は省きますが、私はかつて「顔」について詳細に検討し、「顔とは固有性のコンテクストである」という命題を見出しました。[9] そう、顔そのものがコンテクストであるとすれば、それがポリフォニーに寄与しない理由がありません。余談ついでにいえば、本来は対面でなければ成立しないと思われていた対話実践が、意外にもオンラインで十分に成立するという知見が集積されつつあります。これはオンラインでも「声」と「顔」が共有されうるということも、理由の一つと思われます。

いずれにせよ、オープンダイアローグの思想の中核にあるポリフォニーの意義については、今後もさらなる検討を深めていく必要がありそうです。

ダブルスタンダードであることの意義

オープンダイアローグの実践と実装においては、しばしば「ダブルスタンダード」が重要な意味を持ちます。

セイックラは、オープンダイアローグの実装における調査研究の重要さを繰り返し指摘していますが、ＲＣＴ（ランダム化比較試験）をはじめとする通常の研究手法はオープンダイアローグにはふさわしくないとはっきり指摘しています。[10]なぜならオープンダイアローグは、対話ミーティングを可能にするために精神医療システム全体を再構成する必要があり、二つの集団を異なる治療法（オープンダイアローグと○○療法、のような）にランダムに割り当てるなどということが不可能だからです。それゆえトルニオではＲＣＴではなくコホート研究（特定の集団［コホート］を一定期間追跡調査し、特定の要因と結果の関係［塩分摂取量と高血圧の関係など］を調査する研究方法。疫学や社会科学の分野で用いられる）によって調査がなされましたが、[11]医学的にはこの成果をもって頑健なエビデンスがあるとまでは言いがたい。

セイックラらは、現在の調査の手法的限界を指摘し、あるいは事例にもとづいた質的研究の論文を発表するいっぽうで、二群間比較やコホート研究などの伝統的な調査研究も報告しつづけています。私がダブルスタンダードと呼ぶのはこの姿勢を指しています。

一般に「ダブスタ」は批判のための言葉ですが、私はこの姿勢を高く評価しています。オープンダイアローグの啓発を進め、社会実装をはかるには、旧来の手法でエビデンスを積み上げていくしかない以上、ここは原理主義に陥るよりも柔軟に対応することが望ましい。まさに「柔軟性と機動性」です。

トム・アーンキルも、ある自治体の女性職員が対話実践のための助成金を獲得するためにどのようにふるまったかを紹介しています。[12]

彼女はあろうことか、対話実践をトップダウン型の指揮系統のもとでフローチャート化したポンチ絵を作り、それで地域のキーパーソンを説得して実装のお墨付きを得たというのです。もちろん現場でなされていることは、フローチャートなど度外視した対話実践だったそうで、これはもう一種のゲリラ戦術ですね。眉をひそめる方もいるでしょうが、私はこうした「したたかさ」も全然ありだと考えています。

そもそもオープンダイアローグを病院で、専門家が実践することにも、こうした「ダブスタ」は見てとれます。対話実践は治癒や回復をゴールとしないといいつつも、病院という場所、専門家の機能のなかに、治癒や回復というゴールがあらかじめ含まれている。もちろんそのことは、患者も知っています。そうである以上、対話実践は「ゴールは目指していないという体《てい》で」なされることになります。果たしてそれは矛盾なのでしょうか。

じつは私はそのようには考えておりません。

たぶん多くのオープンダイアローグ実践者からはお叱りを受けるかもしれませんが、今の私は「ダブスタ上等」、あるいは「ダブスタにも積極的な意義があるのではないか」くらいに考えはじめています。原理主義という「小さな真理」にとらわれるよりは、ダブスタであることにも新たなポリフォニーの契機が潜んでいるかもしれないと考えるからです。

「回復」で何が起こっているか

おしまいに、ここまでの流れを簡単に整理しておきましょう。

「回復」のポイントは、学習Ⅱの結果として生ずるコンテクスト、すなわち「**小さな真実**」

を「揺さぶる」ことにあります。

そうした「小さな真実」を、「問題」や「症状」と呼ぶこともできます。症状、すなわちコンテクストに起きる変化を「プロセス」と考えるなら、オープンダイアローグがゴールよりもプロセスを重視する理由もはっきりするでしょう。ゴールはそれ自体が「目的のコンテクスト」として、プロセスの自由な展開を制約する可能性があるのです。

コンテクストそれ自体は、自分自身を強化する以外の変化を起こすことができません。それを可能にするのが対話であり、対話を構成する自然言語の否定神学的な機能です。その意味で対話とは、言語の否定神学性を最大限に有効活用するためのプロセスとみなすことも可能です。

言語は否定神学的であるがゆえに、あらゆる場所に「逆説」を見出し、「真理としての症状」にフェイクの要素を注入します。それだけではありません。じつは回復の過程そのものが大きな逆説をはらんでいます。「治りたい、治したいという強い気持ちが治療への抵抗を生む」とか「治そうという意志を手放したとき、はじめて回復が可能になる」といった逆説です。

この過程に備わった逆説を記述するうえでも、言語の否定神学性は優れた機能を発揮します。ここで私は思い浮かべるのは、**コンテクストと回復過程が、逆説を介して共振を起こすようなイメージです**。

自然言語とコンテクストは、これも繰り返し示してきたように、「身体性」という基盤を共有しています。ただし、言語と身体の関係は隠喩を介した間接的なものであり、コンテクストと身体は、言語を媒介しないがゆえに直接的な関係を持っています。そして言語もコンテクストも、その基盤である「身体」を、「語りえないゼロ記号（空虚な中心）」として内包しています。

これは言語とコンテクストが、身体という臨界面を介して背中合わせになっているイメージで考えてください。

そう、その意味で、身体こそがすべての逆説の起源であり、自然言語がコンテクストに介入しうる唯一のルートもまた「身体」にほかならないのです。言語がこのような形でコンテクストに介入し揺さぶりをかけるとき、それを媒介する身体のレジリエンスも賦活されているのではないかと私は考えています。

ただし言語は、それ自体がごく自然にはらんでしまう意図や目的といった能動性ゆえに、しばしばコンテクスト（症状）を悪い意味で強化してしまう危険もはらんでいます（飲酒の禁止が依存症を悪化させるように）。そこで重要になってくるのが、**能動性を囲い込み、プロセスの不確実性を最大限に高め、コンテクストに余白をもたらすポリフォニーの機能です**。

症状の増悪とは、基本的には症状を強化する悪循環、ないしポジティブフィードバックの過程を意味します。言い換えるなら、そうしたフィードバックループからの解放が、遅かれ早かれ回復につながっていくと考えられます。大事なことは、どんな場合でも解放を意図しないことです。目指してよいものがあるとすれば、それこそがポリフォニーです。

ポリフォニーは「意味や意図の多声性」として理解されていますが、そればかりではありません。それは同時に**コンテクストの多声性**をも意味するでしょう。だからこそ複数の「意味」だけではなく、「声」や「感情」、「顔」や「表情」の複数性が重要となるのです。

ポリフォニーの「余白」とは、無意味、かつコンテクストフリーな空間のことです。余白の存在を学習するということは、「コンテクストの共存可能性」を意識せずに受け容れることを意味します。つまり余白は、「コンテクストがつねに真理とは限らない」というメタコンテクストの学習につながるのです。

メタコンテクストの受容は、すべての「小さな真理」がはらむ逆説を身体に差し戻します。ここで新たな学習のスタイル、すなわち「逆説的真理の学習」という意味での学習Ⅲが成立します。学習Ⅱが、学習Ⅰの集積によってもたらされる性格や症状という「真理」をもたらすのであれば、**学習Ⅲはそうした「真理」を着脱可能なものにしてくれるでしょう**。ちょうど私たち専門家が、自身の専門性を「脱ぎ捨てる」ことを学ぶようにです。そう、その意味で学習Ⅲもまた、対話がもたらす相互的な過程と考えることができるのです。

「記述」を更新すること——否定神学とコンテクスト

本書の主眼は新しい理論を提唱すること、ではありません。お読みいただければわかる通り、ここには目新しい「病因論」も「精神病理学」もありません。あるいは「治療論」や「技法論」ですらないかもしれない。

私はまた、オープンダイアローグにおいて働いているであろう関係性のダイナミズム、とりわけ自分を知ることの意味、「愛」の作用、あるいは人間性の回復といった、大文字のキーワードについてもほとんど語りませんでした。

これは私の能力的限界のほかに、もう一つ理由があります。対話実践は、愛や記憶や関係についての深い理解を欠いたままでも、その力を発揮しうることに気づいたからです。

対話において、深層で何が起きているのか、私は十分に理解しないまま、対話に臨んでいることがよくあります。そのような〝専門的な洞察〟を抜きにしても回復が可能になる。これこそは、対話実践の最大の強みの一つではないかとすら感じています。オープンダイアローグの七原則が、よい意味で表層的な――いくらでも「深読み」はできますが――対話的姿勢の原則だけに徹していることからも、そう言ってよいかと思います。

私は「ケア」や「回復」の過程において、治療者の意図や操作、つまり能動性は、しばしば阻害要因になると考えています。意図や操作の要素を排して、患者の自発性を最大限尊重し、「偶然」というリソースをめいっぱい活用する。対話実践は、そのために開発された、もっとも洗練されたアプローチだと確信しています。

対話実践においては、あらかじめプランを立てないことが推奨されているため、精緻な治療機序を解明したり、そこから治療理論を構築したりすることが困難です。もしそうした機序や理論が〝科学的に〟確立されれば、それは治療成果の予測や計画として応用可能なはずです。逆に、予測や計画が実質的に〝排除〟されているということは、理論化の可能性も封印されていることを意味するのではないでしょうか。

それゆえ私は、あらかじめ応用することが可能な理論化を目指すのではなく、対話と回復のプロセスで起きていることとの記述方法をできるだけ精緻化することを目指しました。そこで何が起きているかについて、できるだけ立体的に、高い解像度で現すこと。「否定神学」と「コンテクスト」は、そうした記述のために導入された二つの概念です。記述のための概念なので、予測や操作に用いることは難しい。

しかし**「何が起こるかわからない」ことの価値や意義を、神秘化、オカルト化とは別の文脈で強調することはできるでしょう。**実践について事後的に、主観をまじえた記述を試みるという点では、現象学的手法に親和性が高いともいえるかもしれません。

「創造の場」としての臨床へ

この「何が起こるかわからないこと」の価値を「ネガティブ・ケイパビリティ」として評価したのが精神分析家、ウィルフレッド・ビオンでした。彼の箴言に「記憶なく、欲望なく、理解なく」というものがあります[13]。

これはオープンダイアローグの「過去を参照しない（記憶なく）」「治療計画を立てない（欲望なく）」「アセスメントしない（理解なく）」にそのまま通じる姿勢と思われます。私たちはそうした姿勢で、**ただ患者の尊厳と自由を尊重するという一点を堅持しつつ、繰り返し対話のコンテクストをときほぐしては、新たなコンテクストを立ち上げようとするでしょう。**

こうした破壊と生成の作用こそは、対話が否定神学的構造を持つがゆえにこそ可能となります。もう少し詳しくいうなら、言語の切断作用がコンテクストを破断し、言語が抑圧してきた身体性からコンテクストが生成する。この破壊と生成の両面があるからこそ、対話は機能するのです。

ちょうど、セイックラがコンテクストについて触れた部分がありますので、以下に引用しておきます。

良き実践は、厳密にいえば、〝伝えられる〟ようなものではありません。それらは新たなコンテクストのなかで、そのつど、つくり出されなければなりません。アイディアに興味を持つだけでは不十分で、実践にかかわるすべての「関係性」を組み上げ、育んでいく必要があります。こうした「関係性」は、おのおののコンテクストごとに固有のものです。対話実践も例外ではありません。つまり対話実践もまた、多くの参加者によってもたらされた、新たなコンテクストにおいて創造されねばならないのです[14]。

新たなコンテクストの（もとでの）創造。そう、対話実践を通じて患者は、対話の場が「治療というコンテクスト」に凝り固まった場ではなく、「対話が続いていくためのアイディアを模索しあう」ためのコンテクストを共有していることに気づくでしょう。

誰もが自由に声を響かせ、声を重ねていくなかで、新たなコンテクストが生まれます。

——コンテクストのもとでコンテクストを理解し、広く深く共有すること。

——コンテクストを掘り下げ、逆説で揺さぶりをかけ、ポリフォニックなメタコンテクストを生み出すこと。

——ここで繰り返されるコンテクストの相転移が対話のプロセスを促進し、そこにおいて患者の主体性の回復が起きること。

私たちの臨床経験は、たとえばこのように記述することができます。

とりわけ「否定神学」と「コンテクスト」概念の導入は、回復過程を語るための新たな語彙として意味があったと考えています。**その根底に「ゼロ」を宿した否定神学とコンテクストの助けによって、私たちはいつでもゼロ地点から対話をはじめることができます。**

「ゼロ」から新たなコンテクストを創るとき、対話の射程は「治療」の枠組みを超えて、人間の学習と成長のプロセスすべてにかかわりを持つことになるでしょう。

2 グレゴリー・ベイトソン『精神の生態学へ（中）』佐藤良明訳、岩波書店，2023
3 同上，281頁
4 同上，289頁
5 同上，264頁
6 同上，89頁

14 対話と逆説

1 中井久夫『最終講義　分裂病私見』みすず書房，1998
2 斎藤環『文脈病　ラカン／ベイトソン／マトゥラーナ』青土社，1998
3 ヨーゼフ・ブロイアー，ジークムント・フロイト『ヒステリー研究（上）』金関猛訳，ちくま学芸文庫，2004
4 ミルトン・H・エリクソン, アーネスト・L・ロッシ『ミルトン・エリクソンの催眠療法ケースブック』横井勝美訳，金剛出版，2018
5 V・E・フランクル『意味による癒し　ロゴセラピー入門』山田邦男訳，春秋社，2004
6 べてるの家の理念　https://urakawa-bethel.sakura.ne.jp/db/philosophy
7 斎藤環『自傷的自己愛の精神分析』角川新書，2022
8 國分功一郎『目的への抵抗』新潮新書，2023
9 木村ナオヒロ「オープンダイアローグ体験記」『ひきこもり新聞』Web版，2018年4月6日付 http://www.hikikomori-news.com/?p=3022

15 コンテクストの転換に向けて

1 ベッセル・ヴァン・デア・コーク『身体はトラウマを記録する　脳・心・体のつながりと回復のための手法』柴田裕之訳，紀伊國屋書店，2016
2 宮地尚子「身体について」『トラウマの医療人類学』みすず書房，2005，132頁
3 國分功一郎『中動態の世界　意志と責任の考古学』医学書院，2017
4 同上，81頁
5 同上，120頁
6 斎藤環「「中動態的外在化」について」『臨床精神病理』40（2），165-172，2019
7 WHO: *Guidance on community mental health services - Promoting person-centred and rights-based approaches.* 2021
https://iris.who.int/bitstream/handle/10665/341648/9789240025707-eng.pdf?sequence=1
8 ヤーコ・セイックラ，トム・アーンキル『開かれた対話と未来』斎藤環監訳，医学書院，2019，198頁
9 斎藤環『文脈病 ラカン／ベイトソン／マトゥラーナ』青土社，1998
10 セイックラ&アーンキル前掲書（8），290頁
11 T.Bergström, B.Alakare, J.Aaltonen, P.Mäki, P.Köngäs-Saviaro, J.Taskila & J.Seikkula: The long-term use of psychiatric services within the Open Dialogue treatment system after first-episode psychosis. *Psychosis*, 9: , 310-321, 2017
12 セイックラ&アーンキル前掲書（8），327頁
13 W.Bion: Notes on Memory and Desire（1967）. *Melanie Klein Today*, Volume 2: MainlyPractice. Routledge, 1988
14 セイックラ&アーンキル前掲書（8），275頁

11 中村浩「ミショットの因果関係知覚」『北星学園大学短期大学部北星論集』(4), 43-56, 2006
12 中井前掲論文(8), 337頁

10 身体が思考する

1 ジョージ・レイコフ『認知意味論　言語から見た人間の心』池上嘉彦ほか訳, 紀伊國屋書店, 1993
2 E.Rosch, et. al. : Basic Objects in Natural Categories. *Cognitive Psychology,* 8 (3) , 382-439, 1976
3 レイコフ前掲書(1)
4 三宅陽一郎『人工知能のための哲学塾』ビー・エヌ・エヌ新社, 2016
5 モーリス・メルロ＝ポンティ『メルロ＝ポンティ・コレクション』中山元編訳, 筑摩書房, 1999, 53頁
6 M・メルロ＝ポンティ『知覚の現象学1』竹内芳郎ほか訳, みすず書房, 1967, 232頁
7 ジャック・デリダ『声と現象』林好雄訳, 筑摩書房, 2005
8 三上剛史「差異的自己の同一性　ルーマン, ミード, ポスト構造主義」『ソシオロジ』35(2), 21-39, 1990

11 「他者」の逆説

1 神田橋條治『精神療法面接のコツ』岩崎学術出版社, 1990
2 中井久夫「非言語的アプローチの活かし方」『統合失調症の有為転変』みすず書房, 2013
3 ヤーコ・セイックラ, トム・アーンキル『開かれた対話と未来』斎藤環監訳, 医学書院, 2019
4 中井久夫「精神分裂病者の言語と絵画」『中井久夫著作集1 分裂病』岩崎学術出版社, 1984, 4頁
5 同上, 4頁
6 同上, 4頁
7 ミハイル・バフチン『ドストエフスキーの詩学』望月哲男・鈴木淳一訳, ちくま学芸文庫, 1995
8 セイックラ&アーンキル前掲書(3), 37-38頁

12 心は「コンテクスト」にしかない

1 https://www.ucl.ac.uk/pals/research/clinical-educational-and-health-psychology/research-groups/oddessi
2 中井久夫『治療文化論　精神医学的再構築の試み』岩波現代文庫, 2001
3 グレゴリー・ベイトソン『精神と自然　生きた世界の認識論』佐藤良明訳, 思索社, 1982
4 グレゴリー・ベイトソン『精神の生態学へ(中)』佐藤良明訳、岩波書店, 2023
5 エドワード・T・ホール『かくれた次元』日高敏隆ほか訳, みすず書房, 1970
6 浦河べてるの家『べてるの家の「当事者研究」』医学書院, 2005
7 中井前掲書(2) 90頁
8 中井前掲書(2) 92頁
9 東畑開人『なんでも見つかる夜に、こころだけが見つからない』新潮社, 2022
10 ジャック・ラカン「フロイトの無意識における主体の壊乱と欲求の弁証法」『エクリ III』佐々木孝次ほか訳, 弘文堂, 1981

13 ベイトソンの学習理論

1 グレゴリー・ベイトソン『精神と自然　生きた世界の認識論』佐藤良明訳, 岩波書店, 2022

8　対話における身体性

1　ヤーコ・セイックラ，トム・アーンキル『開かれた対話と未来』斎藤環監訳，医学書院，2019
2　神田橋條治『追補 精神科診断面接のコツ』岩崎学術出版社，1994
3　ジーグムント・フロイト「分析医に対する分析治療上の注意」『フロイト著作集9 技法・症例篇』小此木啓吾訳，人文書院，1983
4　D.N.Stern: *The Present Moment in Psychotherapy and Every Day Life*. Norton, 2004
5　ベッセル・ヴァン・デア・コーク『身体はトラウマを記録する　脳・心・体のつながりと回復のための手法』柴田裕之訳，紀伊國屋書店，2016
6　トム・アンデルセン「「リフレクティング手法」をふりかえって」『ナラティブ・セラピー　社会構成主義の実践』S・マクナミー，K・J・ガーゲン編，野口裕二・野村直樹訳，遠見書房，2014，83頁
7　タピオ・マリネン，スコット・クーパー，フランク・トーマス編『会話・協働・ナラティブ　アンデルセン・アンダーソン・ホワイトのワークショップ』小森康永・奥野光・矢原隆行訳，金剛出版，2015
8　K.Ekerholt, A.Bergland: Learning and knowing bodies - Norwegian psychomotor physiotherapists' reflections on embodied knowledge. *Physiother Theory Pract*, 35 (1) : 57-69, 2019
9　マリネンほか編前掲書（7），62頁
10　マリネンほか編前掲書（7），60頁
11　トム・アンデルセン『リフレクティング・プロセス　会話における会話と会話（新装版）』鈴木浩二訳，金剛出版，2015，135-136頁
12　アンデルセン前掲論文（6），84頁
13　D.E.Leary: The role of metaphor in science and medicine. Paper presented as part of the Program for Humanities in Medicine Lecture Series at the Yale University School of Medicine. 1984
14　アンデルセン前掲論文（6），80頁
15　アンデルセン前掲論文（6），83頁
16　ジャック・ラカン『精神病（下）』ジャック＝アラン・ミレール編，小出浩之ほか訳，岩波書店，1987，105頁

9　隠喩と身体

1　ロマーン・ヤーコブソン『一般言語学』田村すゞ子訳，みすず書房，2019
2　ロマン・ヤコブソン「言語の二つの面と失語症の二つのタイプ」『ヤコブソン・セレクション』桑野隆・朝妻恵里子編訳，平凡社ライブラリー，2015
3　ジャック・ラカン『無意識の形成物』ジャック＝アラン・ミレール編，佐々木孝次ほか訳，岩波書店，2005，104頁
4　同上，106頁
5　ジョージ・レイコフ『認知意味論　言語から見た人間の心』池上嘉彦ほか訳，紀伊國屋書店，1993
6　楠見孝「インタフェースデザインにおけるメタファ デスクトップから仮想空間，そして言語への回帰」『デザイン学研究特集号』10（1），64-73，2002
7　左咏梅「「上」と「下」のメタファーについて　日中対照研究」杏林大学大学院国際協力研究科『大学院論文集』4，47-63，2007
8　中井久夫「身体の多重性」『徴候・記憶・外傷』みすず書房，2004，334頁
9　中井久夫，鷲田清一「「身体の多重性」をめぐる対談　鷲田清一とともに」『徴候・記憶・外傷』みすず書房，2004，353頁
10　斎藤環『文脈病　ラカン／ベイトソン／マトゥラーナ』青土社，1998

5 ジャック・ラカン「心的因果性について」『エクリⅠ』弘文堂，1972，192頁
6 中井久夫『隣の病い』筑摩書房，2010，141頁
7 多田富雄『免疫の意味論』青土社，1993
8 中井久夫「「超システム」の生成と瓦解」『時のしずく』みすず書房，2005
9 中井久夫『「思春期を考える」ことについて』ちくま学芸文庫，2011，21頁
10 中井久夫『「つながり」の精神病理』ちくま学芸文庫，2011，97頁
11 中井久夫『世に棲む患者』ちくま学芸文庫，2011，36頁
12 同上，159頁
13 同上，299頁
14 同上，302頁
15 中井前掲書（9），165頁

7 バフチンにおける対話と「プロセス」

1 ハ・ワン『あやうく一生懸命生きるところだった』ダイヤモンド社，2020
2 戸部良一ほか『失敗の本質』ダイヤモンド社，1984
3 桑野隆『生きることとしてのダイアローグ』岩波書店，2021
4 ヤーコ・セイックラ，トム・エーリク・アーンキル『オープンダイアローグ』高木俊介ほか訳，日本評論社，2016
5 斎藤環著訳『オープンダイアローグとは何か』医学書院，2015
6 ミハイル・バフチン『ドストエフスキーの詩学』望月哲男，鈴木淳一訳，ちくま学芸文庫，1995
7 同上（桑野前掲書（3），26頁）
8 ミハイル・バフチン『ドストエフスキーの創作の問題 付「より大胆に可能性を利用せよ」』桑野隆訳，平凡社ライブラリー，2013（桑野前掲書（3），3頁）
9 『バフチン著作集6』，「ドストエフスキーの詩学の問題」「1960年代－70年代の著作」2002（桑野前掲書（3），15頁）
10 同上（桑野前掲書（3），20頁）
11 同上（桑野前掲書（3），38頁）
12 同上（桑野前掲書（3），39頁）
13 同上（桑野前掲書（3），40頁）
14 『バフチン著作集5』，「1940年代－60年代初頭の著作」1996（桑野前掲書（3），76頁）
15 同上（桑野前掲書（3），69頁）
16 『バフチン著作集6』，「ドストエフスキーの詩学の問題」「1960年代－70年代の著作」2002（桑野前掲書（3），83頁）
17 『バフチン著作集3』，「小説の理論（1930-1961年）」2012（桑野前掲書（3），91頁）
18 同上（桑野前掲書（3），91-92頁）
19 ヴォロシノフ「マルクス主義と言語哲学 言語学における社会学的方法の基本的問題」1929（桑野前掲書（3），48頁）
20 桑野隆『バフチン（新版）〈対話〉そして〈解放の笑い〉』岩波書店，2002
21 同上，116頁
22 J.Seikkula: Open dialogues with good and poor outcomes for psychotic crises - Examples from families with violence. *Journal of Marital and Family Therapy*, 28 (3) , 263-74, 2002

4　こんなに“使える”否定神学

1 ピーター・L・バーガー，トーマス・ルックマン『現実の社会的構成　知識社会学論考』山口節郎訳，新曜社，1977
2 ヤーコ・セイックラ「治療的な会話においては，何が癒やす要素となるのだろうか」『オープンダイアローグとは何か』斎藤環著訳，医学書院，2015，160-161頁
3 ヤーコ・セイックラ「精神病急性期へのオープンダイアローグによるアプローチ」前掲書（2），95頁
4 フェルディナン・ド・ソシュール『新訳 ソシュール 一般言語学講義』町田健訳，研究社，2016
5 ルートウィッヒ・ウィトゲンシュタイン『哲学探究』鬼界彰夫訳，講談社，2020，191頁
6 田島照久「超越者への言語 ドイツ・ミュスティクのアナロジア論」『文化論集』（3），1993，49-154頁
7 柄谷行人『日本精神分析』講談社学術文庫，2007
8 岩井克人『貨幣論』ちくま学芸文庫，1998
9 スラヴォイ・ジジェク『斜めから見る　大衆文化を通してラカン理論へ』鈴木晶訳，青土社，1995
10 ロバート・シェクリィ「夢売ります」『幻想と怪奇 ポオ蒐集家』仁賀克雄編，ハヤカワ文庫，2005
11 パトリシア・ハイスミス「ブラック・ハウス」『ニュー・ゴシック　ポーの末裔たち』鈴木晶，森田義信編訳，新潮社，1992
12 ロラン・バルト『表徴の帝国』宗左近訳，ちくま学芸文庫，1996
13 磯崎新『始源のもどき　ジャパネスキゼーション』鹿島出版会，1996
14 斎藤環「「鬼滅の刃」の謎　あるいは超越論的炭治郎」2020
https://note.com/tamakisaito/n/n47ea5832fe1a

5　「プロセス」をめぐる逆説

1 ブルース・フィンク『ラカン派精神分析入門　理論と技法』中西之信ほか訳，誠信書房，2008
2 松本卓也『人はみな妄想する』青土社，2015
3 ジャック・ラカン『精神分析の四基本概念（下）』ジャック＝アラン・ミレール編，小出浩之ほか訳，岩波文庫，2020
4 新宮一成ほか編『知の教科書　フロイト＝ラカン』講談社選書メチエ，2005
5 丸山圭三郎『ソシュールの思想』岩波書店，1981
6 カール・ヤスパース『精神病理学総論（上）』内村祐之ほか訳，岩波書店，1953
7 松本卓也，加藤敏「要素現象の概念　統合失調症診断学への寄与」『精神神経学雑誌』114（7），751-763，2012
8 ジャック・ラカン『人格との関係からみたパラノイア精神病』宮本忠雄，関忠盛訳，朝日出版社，1987
9 森川すいめい『感じるオープンダイアローグ』講談社現代新書，2021
10 ヤーコ・セイックラ，トム・アーンキル『開かれた対話と未来』斎藤環監訳，医学書院，2019
11 木村ナオヒロ「オープンダイアローグ体験記」『ひきこもり新聞』Web版，2018年4月6日付
http://www.hikikomori-news.com/?p=3022

6　逆説・プロセス・システム

1 G・K・チェスタトン『正統とは何か』安西徹雄訳，春秋社，2019
2 同上，39頁
3 中井久夫『精神科医がものを書くとき』ちくま学芸文庫，2009，170頁
4 同上，183頁

引用・参考文献

1　なぜ対話ごときで回復が起こるのか?

1　斎藤環，森川すいめい，西村秋生「オープンダイアローグ（開かれた対話）による統合失調症への治療的アプローチ」『精神科治療学』32（5），689-696，2017
2　水谷緑，斎藤環『まんが やってみたくなるオープンダイアローグ』医学書院，2021

＊オープンダイアローグの基本的文献としては、以下を参照のこと。
－T.E.Arnkil, J.Seikkula: *Dialogical Meetings in Social Networks*, Karnac Books, London, 2006（高木俊介，岡田愛訳『オープンダイアローグ』日本評論社，2016）
－J.Seikkula, T.E.Arnkil: *Open Dialogues and Anticipations – Respecting Otherness in the Present Moment*. National Institute for Health and Welfare,Tampere, 2014（斎藤環監訳『開かれた対話と未来』医学書院，2019）
－斎藤環著訳『オープンダイアローグとは何か』医学書院，2015
－ODNJPガイドライン作成委員会「オープンダイアローグ 対話実践のガイドライン 2018年版」『精神看護』21（2），2018（https://www.opendialogue.jp/対話実践のガイドライン/）

2　「無意識」の共同作業

1　ジークムント・フロイト「精神分析のある難しさ」『フロイト全集16』家高洋訳，岩波書店，2010
2　ジークムント・フロイト『フロイト全集4』新宮一成訳，岩波書店，2007
3　ジークムント・フロイト『フロイト全集5』新宮一成訳，岩波書店，2011
4　ジークムント・フロイト『フロイト全集7』高田珠樹訳，岩波書店，2007
5　ジークムント・フロイト「続・精神分析入門講義」『フロイト全集21』道籏泰三訳，岩波書店，2011

3　ジャック・ラカンの精神分析

1　ジャック・ラカン『対象関係（上）』ジャック＝アラン・ミレール編，小出浩之ほか訳，岩波書店，2006
2　ジークムント・フロイト「快感原則の彼岸」『自我論集』中山元訳，ちくま学芸文庫，1996
3　ジャック・ラカン「〈わたし〉の機能を形成するものとしての鏡像段階」『エクリI』宮本忠雄訳，弘文堂，1972
4　D.N.Stern: *The Interpersonal World of the Infant - A View From Psychoanalysis and Developmental Psychology*. Basic Books, 1985
＊ラカンの入門書は数多くありますが、ここではあえて筆者によるものを挙げておきます。
斎藤環『生き延びるためのラカン』ちくま文庫，2012

とても奇妙で、到底まともとはいえず、どちらかといえばかなり異様に見えるかもしれない本を、お届けします。

物を書きはじめてからおよそ四半世紀になりますが、この本は、異様さという点では私のデビュー作『文脈病』に匹敵するでしょう。書き終えてみると、私は、ずっとこんな本が書きたかったような気がしています。

だからそれなりに満足はしているのですが、そのいっぽうで、不安も感じています。果たしてこの本の主張は理解されるのだろうか。今まで、誰も書かなかったことを書き切ったという自負はありつつも、この内容にどれほど臨床的な価値があるのだろうか？　そんな不安です。

*

本書の成立の経緯はいろいろと錯綜しています。本文にも一部重複する記述はありますが、ここであらためて振り返っておきたいと思います。

発端となった最初の疑問は、オープンダイアローグにおける「精神分析」の位置付けでした。ヤーコ・セイックラの著作を読むと、オープンダイアローグの起源には精神分析があったと書かれています。にもかかわらず、オープンダイアローグの実践は――少なくとも表面的には――精神分析の原則とことごとく対立しています。

本文中でも述べましたが、オープンダイアローグは一対一ではなくn対nの治療関係という設定で、転移を活用しませんし、解釈も禁止されています。要するに、精神分析において有用とされるツールの多くを実質的に禁止しているわけで、ほとんど反-精神分析に見えるほどです。

私は長年ラカン派精神分析に親しんできた経緯もあり、臨床家としてオープンダイアローグに転向して以降も、ラカン派が構築してきた精緻な理論――それは見事な逆説の体系ともいえます――の価値まで見限ることはできませんでした。いや、それ以上に、オープンダイアローグの治療機序――それは「機序なき治療機序」みたいなものですが――の記述において、ラカン理論の枠組みは十分に活用できるという確信がありました。

いっぽう、オープンダイアローグの「思想」については、ミハイル・バフチンを筆頭に学ぶところが多いのも事実なのですが、不満がないわけではありませんでした。ことに「対話」における自然言語の位置が過小評価に思われたこと、またグレゴリー・ベイトソンの名前がしばしば引用されるわりに、私が彼の可能性の中心と考えている学習理論とコンテクストについては触れている文献がほとんどないこと。これらは、不満である以上に不可解としか思われませんでした。

＊

本書は医学書院の雑誌『精神看護』誌上で二〇二〇年九月から二〇二三年一月まで掲載された連載原稿が元になっていますが、最初の企画はオープンダイアローグにおけるラカン派精神分析、とりわけその「否定神学」と批判された理論特性の再評価でした。見かけ上は臨床とは無関係の空中戦めいた議論が長々と続いたため、編集担当の白石正明さんにはずいぶんご心配をおかけしたと思います。心配されつつもなんとか否定神学の擁護は達成できたと思った矢先に、浮上してきたのがベイトソンでした。

彼の著作にあるイルカの実験のエピソードから「学習Ⅱ」の概念がオープンダイアローグにおいてもきわめて重要な意味を持つと思い至ったのですが、じつはこれには四半世紀前の「伏線」がありました。

私の実質的なデビュー作は先にも述べたように、一九九八年に上梓された『文脈病──ラカン／ベイトソン／マトゥラーナ』（青土社）です。中井久夫先生に献本して『みすず』の読書アンケートで取り上げていただいたときのうれしさは、今なお忘れられません（「幻惑的な光を放って精神医学を横断する」とありました）。同書は雑誌『imago』

誌上に掲載されたいくつかの論文に、書き下ろしの最終章を加えた構成だったのですが、その本の中核的主張が、まさに「記述」の問題でした。

ラカン的な、つまり否定神学的なスタイルの記述は、「欲望」や「反復」、「固有名」や「他者」について、このうえなく精緻に記述することができます。しかしそこには限界があり、それが「学習」や「コンテクスト」、あるいは「コミュニケーション」の領域ではないか。そして後者についてもっとも洗練された記述を行ったのがベイトソンでした。

本文にも繰り返し記したように、心的現象は「ラカン的スタイル」「ベイトソン的スタイル」のいずれでも記述できます。ただ記述の厳密さについては上述のように双方に限界があり、その限界を境界線として、ラカンとベイトソンは理論的には背中合わせになっている。それが私の仮説でした。

今にして思えば、なぜあのような本を書いた／書けたかはよくわかりません。還暦を過ぎた人間の感傷をお許しいただければ、オープンダイアローグとの出会いをきっかけに、四半世紀前のデビュー作の伏線をようやく回収できた、というストーリーを語ってみたくなります。

ただ、私の問題意識は基本的にはずっと維持されており、それは私の活動が主として「臨床（研究）」と「文筆（批評）」という二つの領域にかかわってきたこととも関係します。私は臨床経験を通じてベイトソニアンとしての自分を鍛え、批評活動を通じてラカニアン的な否定神学のセンスを維持してきたともいえるからです。

＊

ここで唐突に脱線します。

柄谷行人氏の近著に『力と交換様式』（岩波書店、二〇二二年）があります。知られる通り柄谷氏は、人類史を交換様式の発展の歴史としてとらえようとします。彼によればその様式は、A～Dの四つに分類されます。すなわち、A：互酬（贈与と返礼）、B：服従と保護（略取と再分配）、C：商品交換（貨幣と商品）、D：Aの高次元での回復、となります。いずれの交換においても物質だけではない「力」が作用しており、それはフェティッシュなどと呼ばれる霊的・観念的な力でもあるとされます。

以上の変遷を踏まえたうえで、柄谷氏は「交換様式D」の到来を主張します。それは交換様式A、すなわち「互酬（贈与と返礼）」の「高次元での回復」とされているのですが、具体例は明示されず、ただDは霊的な力として「やってくる」のであり、その到来を意図的に実現することはできない、とされます。

東畑開人氏は同書について語るなかで、交換様式の変遷をカウンセリングにあてはめ、Aは「友」による互酬的ケア、Bは「親」的なセラピストによる治療、Cは「店」、すなわち商売としてなされる心理療法に相当するとしています。さらに東畑氏はDを「鬱」であるとするのですが、この点、私はやや意見が異なります。私はDこそがオープンダイアローグであると考えているからです。

なにしろオープンダイアローグは理論の成果というより、現場にいきなり「やってきた」わけです。加えてオープンダイアローグは、原初において万人のコミュニケーション様式であった「対話」の「高次元での回復」という側面を持っています。

もし私のこうした仮説が正しければ、オープンダイアローグにはあらかじめ、一種の「二重性」が含まれていたと考えることができます。根拠もなしに到来し、先端的な対話実践に見えて、その内実は原初的対話の回帰。

じつはオープンダイアローグにはこうした二重性、ダブルスタンダードがついてまわります。もっとも典型的には、「治療」をカッコに入れつつ治癒を達成してしまうという、過程における二重性があります。ほかにも、思想としてはエビデンスを否定しつつ実装においてはエビデンスを示している、というものがあります。

二重性といえば、思想家のミシェル・フーコーがカント研究から提唱した「超越論的 - 経験的二重体」が知られていますね。すなわち、人間とは「超越論的な主体性」と「経験的な主体性」との奇妙な二重体であり、両者は交わることのないねじれた関係にある、と。そしてフーコーは、カント以降の思想史では、人間を二重体のどちらかに還元しようとする運動が繰り返されてきたと批判しています。

超越論的……とかいうと難しそうですが、要するに環境とか経験とかに左右されない、もっとも抽象レベルの高い自己のことでしょう。あらゆる経験や思考を俯瞰することができる、不動のメタポジションですね。経験的な主体、はその逆で、置かれた環境や目の前の経験に影響されつつ右往左往する自己のことです。

こうした二重性は、本書でも触れた「普遍症候群」と「個人症候群」の対比を〝連想〟させます。考えてみれば近代以降の精神医学もまた、普遍と個人とのあいだで、弁証法的な葛藤を繰り返してきたのではないでしょうか。具体的には催眠療法（普遍）→精神分析（個人）→認知行動療法（普遍）→マインドフルネス（個人）、というように。そして、いまなお振り子の揺れは続いています。

この「普遍－個人」の対比は、「超越論的－経験的二重体」とかなり似て見えます。ただし「超越－経験」のほうは、メタレベルとオブジェクトレベルという二重性です。いっぽう「普遍－個人」の対比は、本書では「脳－心」あるいは「ベイトソン－ラカン」の対比と重なりますが、どちらかがメタレベルということは一概にいえません。強いていえば、記述する視点の側がメタレベルになるような関係、とはいえるかもしれません。

本書で私がいいたかったことをこの視点から整理するなら、オープンダイアローグはいわば「記述の弁証法」です。ある「困りごと」を、脳の側から記述したり、心の側から記述したりを繰り返しながら、コンテクストを揺さぶり続けること。安心・安全を担保しながら、一切の方向づけを持たない（かにみえる）揺さぶりのプロセスを実現するうえで、オープンダイアローグはこのうえなく洗練されたアプローチである、とはいえるのかもしれません。

*

……というように、私はどうしても人文学的な意味で「小難しく、ややこしい」ことを考えたい人間です。そんな人間にとって、「なぜ対話ごときで回復が起こるのか」というテーマは、じつに魅力的な謎に見えました。本書で私は「記述のしかた」というリミッターをかけたうえで、自分の考え得る限界まで、回復の本質を語り得たと感じています。

もちろん謎がすっかり解明されたわけではありません。ただ、新しい記述法のもとで、さらにさまざまな謎が見えてきました。「ポリフォニーと主体性の関係」、「対話において身体性はどのように機能しているのか」、「対話実践と精神分析を学ぶ意味」などなど。これらの課題については、今後の対話実践の継続のなかで、ひきつづき考えていくことになるでしょう。

あとひとつ、「イルカと否定神学」というタイトルについて。このタイトルは、本文中に登場する無関係なキーワードを結合させてインパクトを生み出すという白石メソッド（私が命名）の所産ですが、そのわりにイルカ成分が少ないじゃないか、という批判は甘んじてお受けします。もちろんイルカはベイトソンの象徴であり、記述の分量はともかくとして、ベイトソンの重要性は否定神学に優るとも劣らない、というニュアンスを汲み取っていただければ幸いです。

＊

本書は、私の著作のなかでは、もっともぜいたくに時間を費やした本となりました。一度連載を走り抜けてから、単行本用に原稿をまとめたわけですが、私は二〇二四年三月で大学を早期退職していたために比較的時間にゆとりがありました。大幅な加筆修正を終えてから、ゲラのまとめを担当編集者にせっつくという、生まれてはじめての経験をしました。

本書の基本的な構想は、東京大学出版会から二〇二二年に出版された『オープンダイアローグ——思想と哲学』に所収の論文「「対話」の否定神学」に端を発しています。編集を担当した東京大学の石原孝二さんは、科研費の共同研究に参加する機会とともに、この論文を執筆する機会を与えてくれました。あしたの風クリニックや筑波大学病院の治療チームのメンバーは、日々の対話実践のなかで、共に学ぶ機会を与えてくれました。筑波大学社会精神保健学教室の森田展彰さんと大谷保和さんからは、治療チームのメンバーとしてのみならず、共同研究者としても、多くの貴重な助言をいただきました。デザイナーの松田行正さんと倉橋弘さんには、怜悧さと親密さとを共にまとった素敵な装丁を担当していただきました。戸田千代さんには、精密極まりない校正作業を担当していただきました。ここに記して感謝いたします。

単行本の編集を担当していただいた白石正明さんからは、連載中から鋭利なツッコミが入りまくりました。ともすれば抽象的な「空中戦」を続けたがる私を、しばしば「地上」に引き戻し、とにかくわかりにくい表現を一つひとつ、ていねいに指摘してくれました。「ただの異様な本」になりそうなところを、白石さんの尽力あって「異様だけれど読んでみたくなる本」になったのではないかと感じています。かの「ケアをひらく」シリーズに参加させていただく光栄も含め、ここに満腔の感謝を捧げたいと思います。

じつは私が本書をいちばん届けたかったのは、二〇二二年八月に逝去された中井久夫先生でした。「私は今、統合失調症の患者さんと楽しく〝対話〟しています」。このことをお伝えしたかった。本書を中井久夫先生の墓前に捧げたいと思います。

二〇二四年七月一七日
猛暑の最中、クリニック開業の準備に忙殺されつつ　水戸市百合が丘にて
斎藤環

斎藤環(さいとう・たまき)

1961年岩手県生まれ。精神科医。筑波大学名誉教授。

主な著書に『文脈病』(青土社)、『社会的ひきこもり』(PHP新書)、『世界が土曜の夜の夢なら』(角川書店、第11回角川財団学芸賞)、『オープンダイアローグとは何か』(著訳、医学書院)、『まんが やってみたくなるオープンダイアローグ』(水谷緑氏との共著、医学書院)、『開かれた対話と未来』(監訳、医学書院)、『中井久夫スペシャル』(100分de名著、NHK出版)、『「自傷的自己愛」の精神分析』(角川新書)ほか多数。

共著に『心を病んだらいけないの?』(與那覇潤氏との共著、新潮選書、第19回小林秀雄賞)、『いのっちの手紙』(坂口恭平氏との共著、中央公論新社)、『臨床のフリコラージュ』(東畑開人氏との共著、青土社)などがある。

趣味は映画、現代アート、マラソン、猫を愛でること。

シリーズ ケアをひらく

イルカと否定神学──対話ごときでなぜ回復が起こるのか

発行　2024年10月10日　第1版第1刷©
　　　2024年11月15日　第1版第2刷

著者　斎藤 環

発行者　株式会社　医学書院
　　　代表取締役　金原 俊
　　　〒113-8719　東京都文京区本郷1-28-23
　　　電話 03-3817-5600（社内案内）

印刷・製本　アイワード

ISBN978-4-260-05735-6

テキストデータ引換券
イルカと否定神学

◎本書のテキストデータを提供します。
視覚障害、読字障害、上肢障害などの理由で本書をお読みになれない方には、電子データを提供いたします。
・200円切手
・左のテキストデータ引換券(コピー不可)
　を同封のうえ、メールアドレスを明記して下記までお申し込みください。
［宛先］
〒113-8719 東京都文京区本郷1-28-23
医学書院看護出版部 テキストデータ係

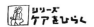

❸

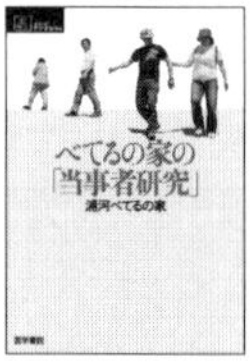

べてるの家の「当事者研究」●浦河べてるの家●2000円●研究？ ワクワクするなあ———べてるの家で「研究」がはじまった。心の中を見つめたり、反省したり……なんてやつじゃない。どうにもならない自分を、他人事のように考えてみる。仲間と一緒に笑いながら眺めてみる。やればやるほど元気になってくる、不思議な研究。合い言葉は「自分自身で、共に」。そして「無反省でいこう！」

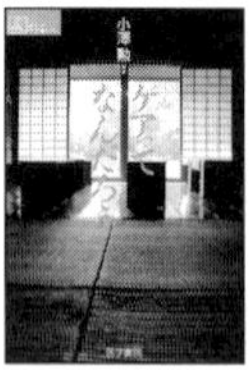

ケアってなんだろう●小澤勲編著●2000円●「技術としてのやさしさ」を探る七人との対話———「ケアの境界」にいる専門家、作家、若手研究者らが、精神科医・小澤勲氏に「ケアってなんだ？」と迫り聴く。「ほんのいっときでも憩える椅子を差し出す」のがケアだと言い切れる人の《強さとやさしさ》はどこから来るのか———。感情労働が知的労働に変換されるスリリングな一瞬！

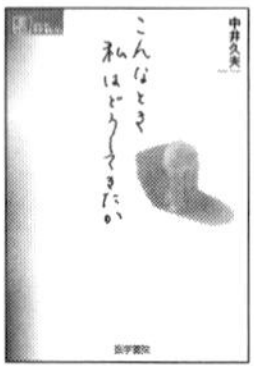

こんなとき私はどうしてきたか●中井久夫●2000円●「希望を失わない」とはどういうことか———はじめて患者さんと出会ったとき、暴力をふるわれそうになったとき、退院が近づいてきたとき、私はどんな言葉をかけ、どう振る舞ってきたか。当代きっての臨床家であり達意の文章家として知られる著者渾身の一冊。ここまで具体的で美しいアドバイスが、かつてあっただろうか。

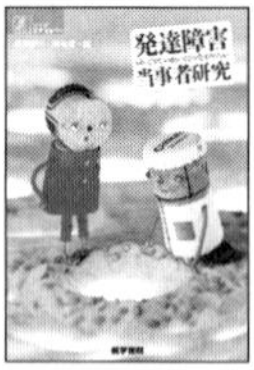

発達障害当事者研究：ゆっくりていねいにつながりたい●綾屋紗月＋熊谷晋一郎●2000円●あふれる刺激、ほどける私———なぜ空腹がわからないのか、なぜ看板が話しかけてくるのか。外部からは「感覚過敏」「こだわりが強い」としか見えない発達障害の世界を、アスペルガー症候群当事者が、脳性まひの共著者と探る。「過剰」の苦しみは身体に来ることを発見した画期的研究！

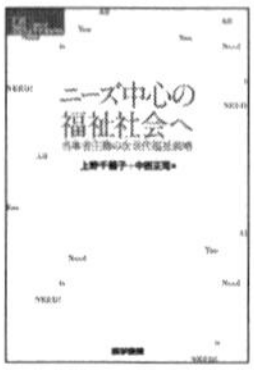

ニーズ中心の福祉社会へ：当事者主権の次世代福祉戦略●上野千鶴子＋中西正司編●2200円●社会改革のためのデザイン！ ビジョン!! アクション!!!———「こうあってほしい」という構想力をもったとき、人はニーズを知り、当事者になる。「当事者ニーズ」をキーワードに、研究者とアクティビストたちが「ニーズ中心の福祉社会」への具体的シナリオを提示する。

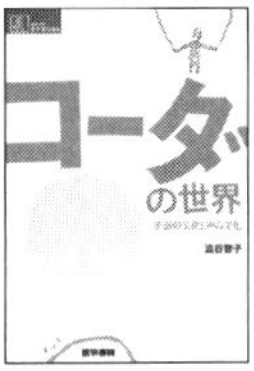

コーダの世界：手話の文化と声の文化●澁谷智子●2000円●生まれながらのバイリンガル?―――コーダとは聞こえない親をもつ聞こえる子どもたち。「ろう文化」と「聴文化」のハイブリッドである彼らの日常は驚きに満ちている。親が振り向いてから泣く赤ちゃん? じっと見つめすぎて誤解される若い女性? 手話が「言語」であり「文化」であると心から納得できる刮目のコミュニケーション論。

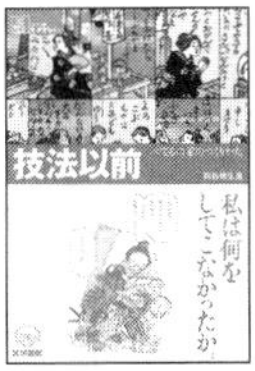

技法以前：べてるの家のつくりかた●向谷地生良●2000円●私は何をしてこなかったか―――「幻覚&妄想大会」をはじめとする掟破りのイベントはどんな思考回路から生まれたのか? べてるの家のような〝場〟をつくるには、専門家はどう振る舞えばよいのか? 「当事者の時代」に専門家にできることを明らかにした、かつてない実践的「非」援助論。べてるの家スタッフ用「虎の巻」、大公開!

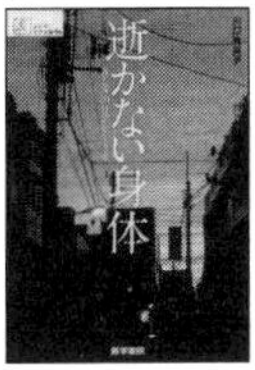

逝かない身体：ALS的日常を生きる●川口有美子●2000円●即物的に、植物的に――言葉と動きを封じられたALS患者の意思は、身体から探るしかない。ロックトイン・シンドロームを経て亡くなった著者の母を支えたのは、「同情より人工呼吸器」「傾聴より身体の微調整」という究極の身体ケアだった。重力に抗して生き続けた母の「植物的な生」を身体ごと肯定した圧倒的記録。

第41回大宅壮一ノンフィクション賞受賞作

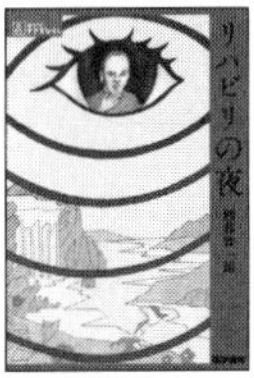

リハビリの夜●熊谷晋一郎●2000円●痛いのは困る――現役の小児科医にして脳性まひ当事者である著者は、《他者》や《モノ》との身体接触をたよりに、「官能的」にみずからの運動をつくりあげてきた。少年期のリハビリキャンプにおける過酷で耽美な体験、初めて電動車いすに乗ったときの時間と空間が立ち上がるめくるめく感覚などを、全身全霊で語り尽くした驚愕の書。

第9回新潮ドキュメント賞受賞作

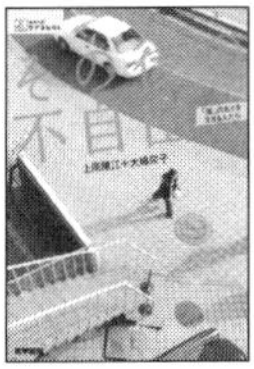

その後の不自由●上岡陽江+大嶋栄子●2000円●〝ちょっと寂しい〟がちょうどいい――トラウマティックな事件があった後も、専門家がやって来て去っていった後も、当事者たちの生は続く。しかし彼らはなぜ「日常」そのものにつまずいてしまうのか。なぜ援助者を振り回してしまうのか。そんな「不思議な人たち」の生態を、薬物依存の当事者が身を削って書き記した当事者研究の最前線!

第 2 回日本医学
ジャーナリスト協会賞
受賞作

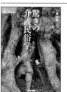

驚きの介護民俗学●六車由実●2000 円●語りの森へ――気鋭の民俗学者は、あるとき大学をやめ、老人ホームで働きはじめる。そこで流しのバイオリン弾き、蚕の鑑別嬢、郵便局の電話交換手ら、「忘れられた日本人」たちの語りに身を委ねていると、やがて新しい世界が開けてきた……。「事実を聞く」という行為がなぜ人を力づけるのか。聞き書きの圧倒的な可能性を活写し、高齢者ケアを革新する。

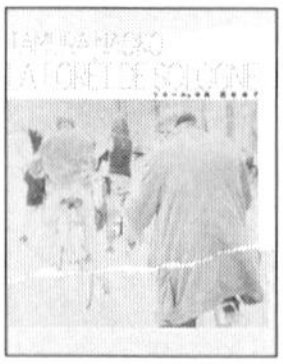

ソローニュの森●田村尚子●2600 円●ケアの感触、曖昧な日常――思想家ガタリが終生関わったことで知られるラ・ボルド精神病院。一人の日本人女性の震える眼が掬い取ったのは、「フランスのべてるの家」ともいうべき、患者とスタッフの間を流れる緩やかな時間だった。ルポやドキュメンタリーとは一線を画した、ページをめくるたびに深呼吸ができる写真とエッセイ。B5 変型版。

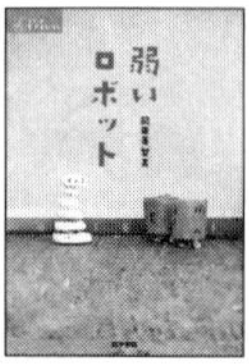

弱いロボット●岡田美智男●2000 円●とりあえずの一歩を支えるために――挨拶をしたり、おしゃべりをしたり、散歩をしたり。そんな「なにげない行為」ができるロボットは作れるか？　この難題に著者は、ちょっと無責任で他力本願なロボットを提案する。日常生活動作を規定している「賭けと受け」の関係を明るみに出し、ケアをすることの意味を深いところで肯定してくれる異色作！

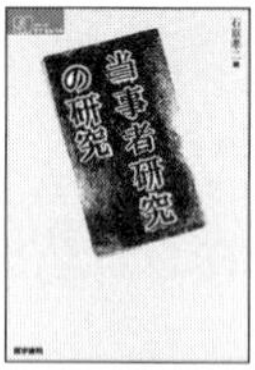

当事者研究の研究●石原孝二編●2000 円●で、当事者研究って何だ?――専門職・研究者の間でも一般名称として使われるようになってきた当事者研究。それは、客観性を装った「科学研究」とも違うし、切々たる「自分語り」とも違うし、勇ましい「運動」とも違う。本書は哲学や教育学、あるいは科学論と交差させながら、“自分の問題を他人事のように扱う”当事者研究の圧倒的な感染力の秘密を探る。

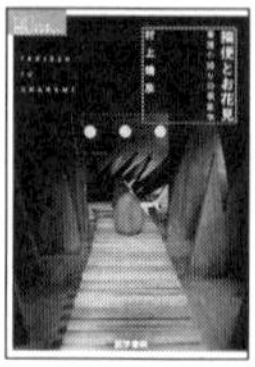

摘便とお花見：看護の語りの現象学●村上靖彦●2000 円●とるにたらない日常を、看護師はなぜ目に焼き付けようとするのか――看護という「人間の可能性の限界」を拡張する営みに吸い寄せられた気鋭の現象学者は、共感あふれるインタビューと冷徹な分析によって、その不思議な時間構造をあぶり出した。巻末には圧倒的なインタビュー論を付す。看護行為の言語化に資する驚愕の一冊。

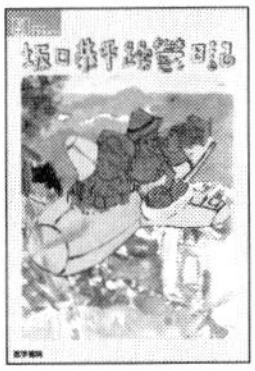

坂口恭平躁鬱日記●坂口恭平●1800円●僕は治ることを諦めて、「坂口恭平」を操縦することにした。家族とともに。──マスコミを席巻するきらびやかな才能の奔出は、「躁」のなせる業でもある。「鬱」期には強固な自殺願望に苛まれ外出もおぼつかない。この病に悩まされてきた著者は、あるとき「治療から操縦へ」という方針に転換した。その成果やいかに！　涙と笑いと感動の当事者研究。

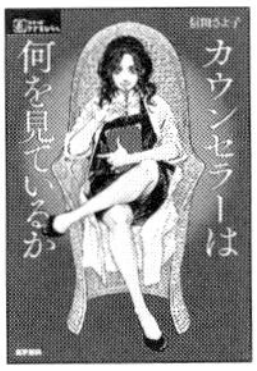

カウンセラーは何を見ているか●信田さよ子●2000円●傾聴？ ふっ。──「聞く力」はもちろん大切。しかしプロなら、あたかも素人のように好奇心を全開にして、相手を見る。そうでなければ〈強制〉と〈自己選択〉を両立させることはできない。若き日の精神科病院体験を経て、開業カウンセラーの第一人者になった著者が、「見て、聞いて、引き受けて、踏み込む」ノウハウを一挙公開！

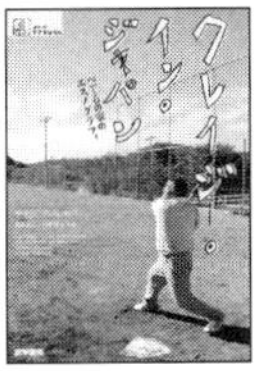

クレイジー・イン・ジャパン：べてるの家のエスノグラフィ●中村かれん●2200円●日本の端の、世界の真ん中。──インドネシアで生まれ、オーストラリアで育ち、イェール大学で教える医療人類学者が、べてるの家に辿り着いた。7か月以上にも及ぶ住み込み。10年近くにわたって断続的に行われたフィールドワーク。べてるの「感動」と「変貌」を、かつてない文脈で発見した傑作エスノグラフィ。付録DVD「Bethel」は必見の名作！

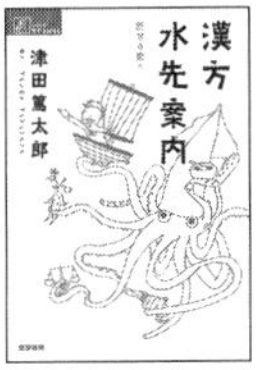

漢方水先案内：医学の東へ●津田篤太郎●2000円●漢方ならなんとかなるんじゃないか？── 原因がはっきりせず成果もあがらない「ベタなぎ漂流」に追い込まれたらどうするか。病気に対抗する生体のパターンは決まっているならば、「生体をアシスト」という方法があるじゃないか！　万策尽きた最先端の臨床医がたどり着いたのは、キュアとケアの合流地点だった。それが漢方。

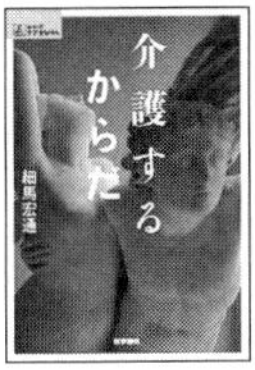

介護するからだ●細馬宏通●2000円●あの人はなぜ「できる」のか？── 目利きで知られる人間行動学者が、ベテランワーカーの神対応をビデオで分析してみると……、そこには言語以前に〝かしこい身体〟があった！　ケアの現場が、ありえないほど複雑な相互作用の場であることが分かる「驚き」と「発見」の書。マニュアルがなぜ現場で役に立たないのか、そしてどうすればうまく行くのかがよーく分かります。

第 16 回小林秀雄賞
受賞作
紀伊國屋じんぶん大賞
2018 受賞作

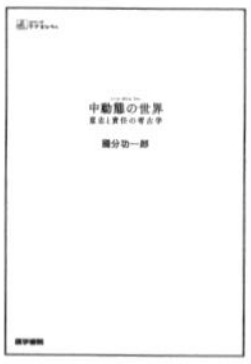

中動態の世界：意志と責任の考古学●國分功一郎●2000 円●「する」と「される」の外側へ——強制はないが自発的でもなく、自発的ではないが同意している。こうした事態はなぜ言葉にしにくいのか？ なぜそれが「曖昧」にしか感じられないのか？ 語る言葉がないからか？ それ以前に、私たちの思考を条件付けている「文法」の問題なのか？ ケア論にかつてないパースペクティヴを切り開く画期的論考！

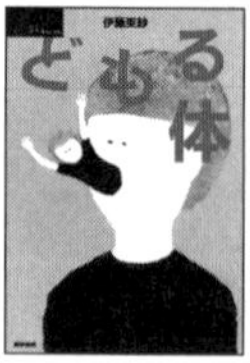

どもる体●伊藤亜紗●2000 円●しゃべれるほうが、変。——話そうとすると最初の言葉を繰り返してしまう（＝連発という名のバグ）。それを避けようとすると言葉自体が出なくなる（＝難発という名のフリーズ）。吃音とは、言葉が肉体に拒否されている状態だ。しかし、なぜ歌っているときにはどもらないのか？ 徹底した観察とインタビューで吃音という「謎」に迫った、誰も見たことのない身体論！

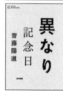

異なり記念日●齋藤陽道●2000 円●手と目で「看る」とはどういうことか——「聞こえる家族」に生まれたろう者の僕と、「ろう家族」に生まれたろう者の妻。ふたりの間に、聞こえる子どもがやってきた。身体と文化を異にする 3 人は、言葉の前にまなざしを交わし、慰めの前に手触りを送る。見る、聞く、話す、触れることの〈歓び〉とともに。ケアが発生する現場からの感動的な実況報告。

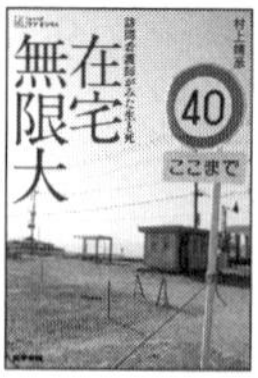

在宅無限大：訪問看護師がみた生と死●村上靖彦●2000 円●「普通に死ぬ」を再発明する——病院によって大きく変えられた「死」は、いま再びその姿を変えている。先端医療が組み込まれた「家」という未曾有の環境のなかで、訪問看護師たちが地道に「再発明」したものなのだ。著者は並外れた知的肺活量で、訪問看護師の語りを生け捕りにし、看護が本来持っているポテンシャルを言語化する。

第 19 回大佛次郎論壇賞
受賞作
紀伊國屋じんぶん大賞
2020 受賞作

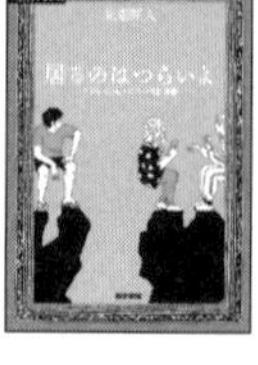

居るのはつらいよ：ケアとセラピーについての覚書●東畑開人●2000 円●「ただ居るだけ」vs.「それでいいのか」——京大出の心理学ハカセは悪戦苦闘の職探しの末、沖縄の精神科デイケア施設に職を得た。しかし勇躍飛び込んだそこは、あらゆる価値が反転する「ふしぎの国」だった。ケアとセラピーの価値について究極まで考え抜かれた、涙あり笑いあり出血（！）ありの大感動スペクタル学術書！

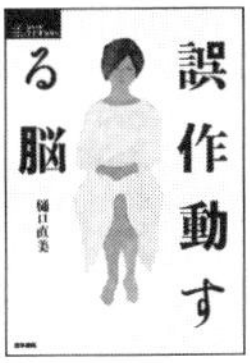

誤作動する脳●樋口直美● 2000円●「時間という一本のロープにたくさんの写真がぶら下がっている。それをたぐり寄せて思い出をつかもうとしても、私にはそのロープがない」――ケアの拠り所となるのは、体験した世界を正確に表現したこうした言葉ではないだろうか。「レビー小体型認知症」と診断された女性が、幻視、幻臭、幻聴など五感の変調を抱えながら達成した圧倒的な当事者研究！

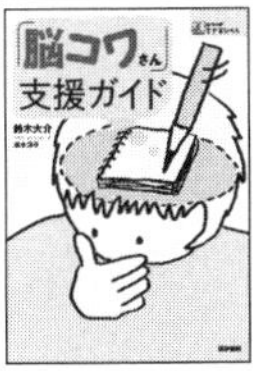

「脳コワさん」支援ガイド●鈴木大介●2000円●脳がコワれたら、「困りごと」はみな同じ。――会話がうまくできない、雑踏が歩けない、突然キレる、すぐに疲れる……。病名や受傷経緯は違っていても結局みんな「脳の情報処理」で苦しんでいる。だから脳を「楽」にすることが日常を取り戻す第一歩だ。疾患を超えた「困りごと」に着目する当事者学が花開く、読んで納得の超実践的ガイド！

第9回日本医学ジャーナリスト協会賞受賞作

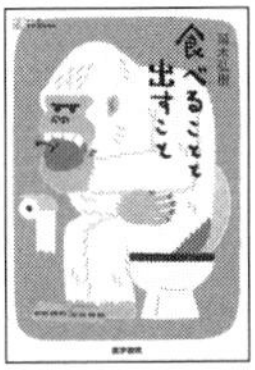

食べることと出すこと●頭木弘樹● 2000円●食べて出せればOKだ！（けど、それが難しい……。）――潰瘍性大腸炎という難病に襲われた著者は、食事と排泄という「当たり前」が当たり前でなくなった。IVHでも癒やせない顎や舌の飢餓感とは？　便の海に茫然と立っているときに、看護師から雑巾を手渡されたときの気分は？　切実さの狭間に漂う不思議なユーモアが、何が「ケア」なのかを教えてくれる。

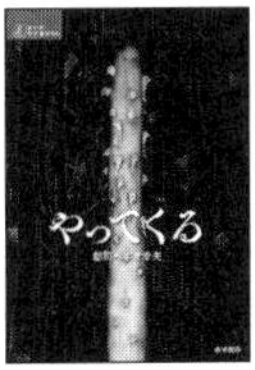

やってくる●郡司ペギオ幸夫● 2000円●「日常」というアメイジング！――私たちの「現実」は、外部からやってくるものによってギリギリ実現されている。だから日々の生活は、何かを為すためのスタート地点ではない。それこそが奇跡的な達成であり、体を張って実現すべきものなんだ！　ケアという「小さき行為」の奥底に眠る過激な思想を、素手で取り出してみせる圧倒的な知性。

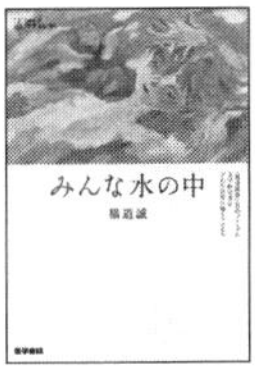

みんな水の中●横道 誠● 2000円●脳の多様性とはこのことか！――ASD（自閉スペクトラム症）とADHD（注意欠如・多動症）と診断された大学教員は、彼を取り囲む世界の不思議を語りはじめた。何もかもがゆらめき、ぼんやりとしか聞こえない水の中で、〈地獄行きのタイムマシン〉に乗せられる。そんな彼を救ってくれたのは文学と芸術、そして仲間だった。赤裸々、かつちょっと乗り切れないユーモアの日々。

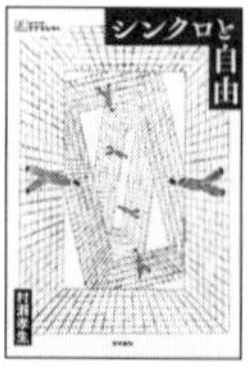

シンクロと自由●村瀬孝生●2000円●介護現場から「自由」を更新する――「こんな老人ホームなら入りたい！」と熱い反響を呼んだNHK番組「よりあいの森 老いに沿う」。その施設長が綴る、自由と不自由の織りなす不思議な物語。しなやかなエピソードに浸っているだけなのに、気づくと温かい涙が流れている。万策尽きて途方に暮れているのに、希望が勝手にやってくる。

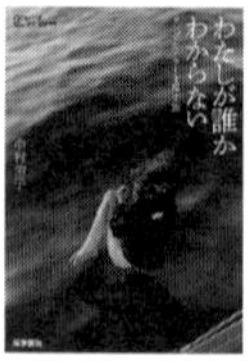

わたしが誰かわからない:ヤングケアラーを探す旅●中村佑子●2000円●ケア的主体をめぐる冒険的セルフドキュメント！――ヤングケアラーとは、世界をどのように感受している人なのか。取材はいつの間にか、自らの記憶をたぐり寄せる旅に変わっていた。「あらかじめ固まることを禁じられ、自他の境界を横断してしまう人」として、著者はふたたび祈るように書きはじめた。

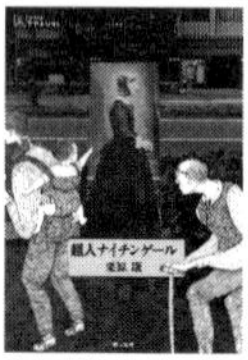

超人ナイチンゲール●栗原 康●2000円●誰も知らなかったナイチンゲールに、あなたは出会うだろう――鬼才文人アナキストが、かつてないナイチンゲール伝を語り出した。それは聖女でもなく合理主義者でもなく、「近代的個人」の設定をやすやすと超える人だった。「永遠の今」を生きる人だった。救うものが救われて、救われたものが救っていく。そう、看護は魂にふれる革命なのだ。

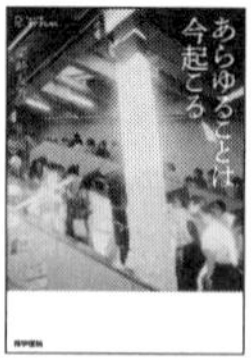

あらゆることは今起こる●柴崎友香●2000円●私の体の中には複数の時間が流れている――ADHDと診断された小説家は、薬を飲むと「36年ぶりに目が覚めた」。自分の内側でいったい何が起こっているのか。「ある場所の過去と今。誰かの記憶と経験。出来事をめぐる複数からの視点。それは私の小説そのもの」と語る著者の日常生活やいかに。SFじゃない並行世界報告！

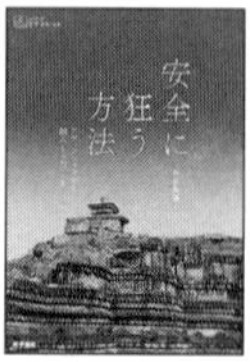

安全に狂う方法●赤坂真理●2000円●「人を殺すか自殺するしかないと思った」――そんな私に、女性セラピストはこう言った。「あなたには、安全に狂う必要が、あります」。そう、自分を殺しそうになってまで救いたい自分がいたのだ！ そんな自分をレスキューする方法があったのだ、アディクションという《固着》から抜け出す方法が！ 愛と思考とアディクションをめぐる感動の旅路。

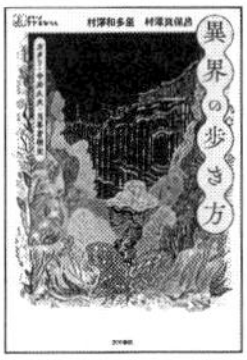

異界の歩き方●村澤和多里・村澤真保呂●2000円●行ってきます！ 良い旅を！――精神症状が人をおそうとき、世界は変貌する。異界への旅が始まるのだ。そのとき〈旅立ちを阻止する〉よりも、〈一緒に旅に出る〉ほうがずっと素敵だ。フェリックス・ガタリの哲学と、べてるの家の当事者研究に、中井久夫の生命論を重ね合わせると、新しいケアとエコロジーの地平がひらかれる！

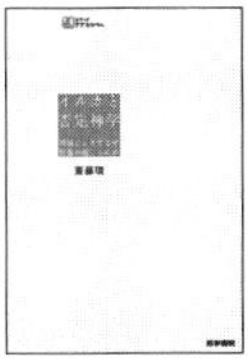

イルカと否定神学●斎藤 環●2000円●言語×時間×身体で「対話」の謎をひらく――対話をめぐる著者の探求は、気づくとデビュー作以来の参照先に立ち返っていた。精神分析のラカンと、学習理論のベイトソンである。そこにバフチン（ポリフォニー論）とレイコフ（認知言語学）が参入し、すべてを包含する導きの糸は中井久夫だ。こうして対話という魔法はゆっくりとその全貌を現しはじめた。

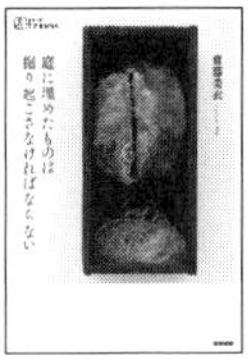

庭に埋めたものは掘り起こさなければならない●齋藤美衣●2000円●自閉スペクトラム症により幼少期から世界に馴染めない感覚をもつ著者。急性骨髄性白血病に罹患するも、病名が告知されなかったことで世界から締め出された感覚に。さらに白血病が寛解し、「生き残って」しまったなかで始まる摂食障害。繰り返し見る庭の夢。壮大な勇気をもって自分の「傷」を見ようとした人の探求の書。